寝たきりになりたくないなら「ぽっちゃり」がちょうどいい

3つの習慣でフレイルを防ぐ

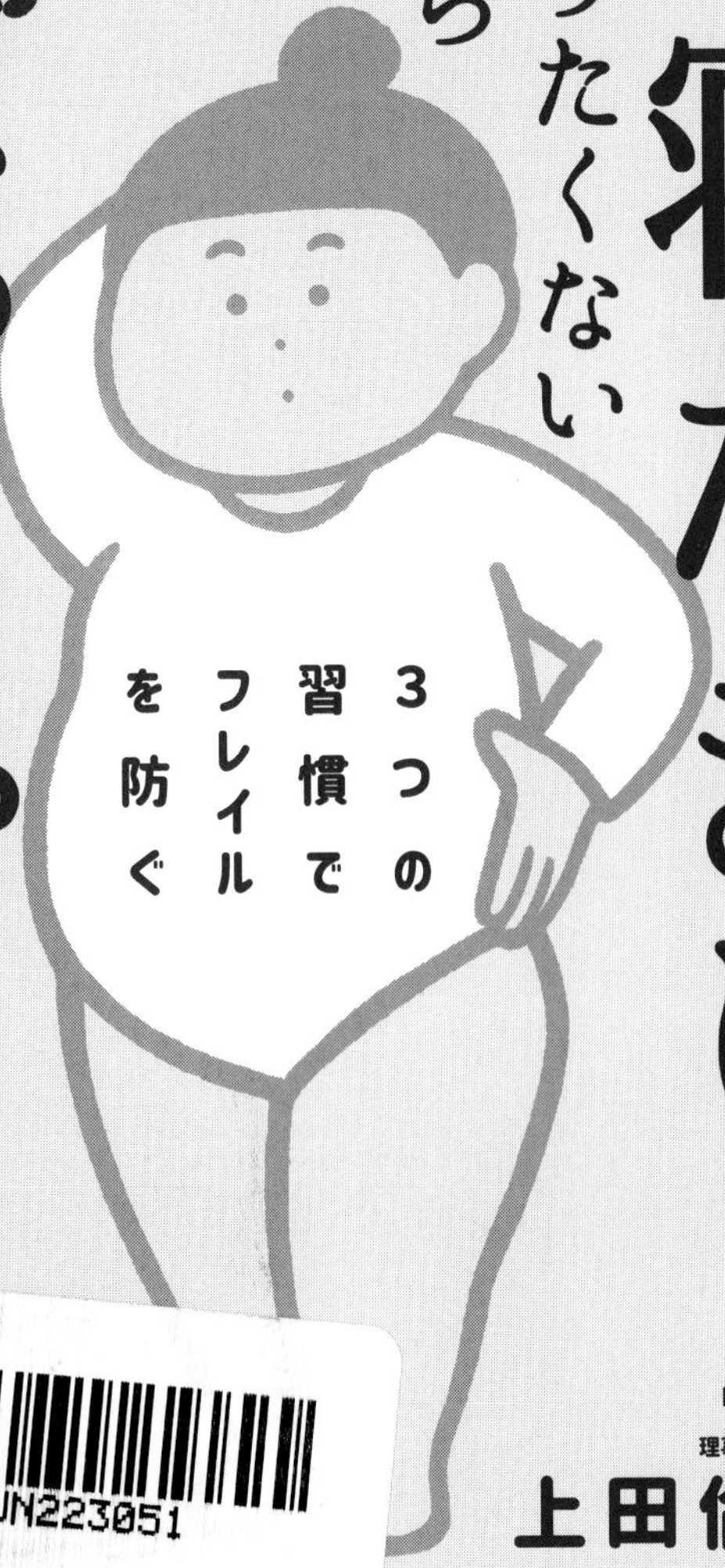

日本フレイルケア普及医学会
理事長・歯学博士
上田倫生

JN223051

現代書林

まえがき

高齢者の多くが口にする言葉に「ピンピンコロリ」というものがあります。これは病気に苦しむことなく、老衰などで寝たきりになったりもしないで、「元気なうちにコロリと死にたい」という願望を表したものです。

しかし、実際には、元気に天寿を全うするピンピンコロリは少なく、男性で９・７９年、女性で12・９３年の間、介護されて亡くなることがわかっています。

この年数は、

「日本人の平均寿命（男性81・２５歳／女性87・３２歳）」－「健康に日常生活を送ることができる健康寿命（男性72・１４歳／女性74・７９歳）」＝平均介護期間

で計算されたものです。

つまり、ピンピンコロリが理想であっても、ほとんどの人はそうでない人生の後半を迎えているということです。不健康な状態で、約９～12年を過ごすのです。

また、１９８７年から全国の約６０００人を対象に行われている追跡調査によると、80～90歳まで自立した生活のできる男性の割合は約１割で、大多数の約７割は75歳くらいを境に自立度が徐々に落ちていくことがわかっています。

一方、女性では、約９割の人が70歳前半から身体の虚弱化が始まっています。これは、骨や筋肉の衰えによるロコモティブ症候群（膝や腰などの運動器の機能障害）が原因とされています。

この調査では、男女合わせて約８割の人が70代前半からゆっくりと虚弱化し、自立した生活が難しくなると報告しています。逆にいうと、身体の虚弱化を予防すれば、歳をとっても元気な生活が送れるということです。

虚弱化を防いで、いつまでも健康で長生きしたい――。

その願いを叶えるキーワードが、本書のタイトルにもある「ぽっちゃり」です。

一般的に「太っているよりはやせているほうが健康的」だと思われています。しかし、65

歳以上の高齢者にかぎっていえば、その逆になるのです。お相撲さんのように必要以上に太っているのは論外ですが、やせているよりはぽっちゃりのほうが健康的だということが統計的に証明されています。

65歳以上の方で「もっとやせなくては」と思っている人も多いでしょう。しかし、その考え方は捨ててください。これからは「ぽっちゃり」のほうが元気で長生きできるのです。

一般的に、歳をとると食が細くなり、油っぽいものを敬遠しがちです。さっぱりしたものを食べるようになり、肉を食べる機会も減っていきます。しかし、歳をとってからは、むしろ肉を食べたほうがいいのです。

１００歳を超えるお年寄りに食生活について質問すると、「肉が大好き」という人が多います。御年97歳という作家の瀬戸内寂聴さんも肉好きで知られています。

なぜ、肉を食べたほうが元気で長生きできるのかは、本書を読んでいただきたいと思いますが、少し説明しましょう。そもそも肉を食べるためには歯が丈夫である必要があります。肉は弾力がありますから、歯だけでなく、噛み砕いて飲み込む力も必要です。

要するに、口腔機能を保つことが長生きの秘訣だということです。飲み込む力も口腔機能のひとつですが、これが弱ってしまうと、食べ物や唾液などが気道内に入ってしまい、誤《ご》嚥《えん》性肺炎にかかりやすくなります。

肺炎は日本人の死亡率の第5位であり、そのなかには誤嚥性肺炎が含まれます。誤嚥性肺炎は高齢者に多く、今後も増えこそすれ、減ることはないでしょう。それでも、嚥下（飲み込み）機能と口腔衛生を保持できれば、誤嚥性肺炎を減らすことは可能なのです。

私は歯科医として多くの患者さんに接していますが、口腔機能を良好に保つことの重要性を日々、痛感しています。そこで、虫歯や歯周病の治療はもちろんのこと、しっかり食事ができる口の健康の維持にも力を入れています。

私が「日本フレイルケア普及医学会」の理事長をしているのも、元気で長生きできる高齢者を増やしたいからです。

ここでいう「フレイル」とは「虚弱の状態」のことをいい、これが進むと「要介護状態」になってしまいます。要介護状態になってしまうと、その前の段階に戻すのが難しくなります。フレイルのときに、きちんとケアして「健康」な状態にしていくことが非常に大事なのです。

フレイルになる要因はいくつかありますが、とくに口の老化は全身の老化につながります。食べ物が食べられなくなったら、栄養が足りなくなり、身体が弱ってしまうからです。それだけに、口の健康を維持することはとても重要です。オーラル・フレイル（口の虚弱）になってはいけないのです。

しっかりと食事を摂り、栄養をきちんと吸収させ、適度な運動を行えば、健康は維持できます。そうすれば、未病（病気とまではいかないが、放置すると病気になる可能性が高い状態）があっても天寿を全うすることはできるでしょう。フレイルにならないためのケアは誰にでもできます。気づいたときにやればいいのです。

しかし、「明日やろう、気が向いたらやろう」と引き延ばしてはいけません。気づいたら、実行する。そうすることで、「健好快寿®」は実現できます。

この本は決して高齢者の方だけを対象にしたものではありません。身体の衰えが始まる40代からフレイルについての知識を持つことは、とても大事なことです。老化は止まることがないからです。40代のうちにフレイルケアを意識すれば、歳をとっても若々しい身体を維持することができるでしょう。

老いも若きも、「健好快寿®」を目指してフレイルケアを心がけてほしいと思います。私も健康寿命を延ばすためにフレイルケアの普及活動に邁進していきます。
本書を手に取っていただいたすべてのみなさまの健康を祈念して。

２０１９年10月

一般社団法人日本フレイルケア普及医学会　理事長　上田倫生

目次

第3章 お口が衰えると身体も衰える

第4章 社会性を保つことがフレイルを予防する

第5章 フレイルはこうすれば、防げる!

第❶章

「やせている＝健康」は大間違い！

メタボを気にするより、小太りのほうが健康的

あなたは太っていますか？　それともやせていますか？

それをチェックする体格指標に「ＢＭＩ」があります。健康に関心の高い人なら、聞いたことがあるのではないでしょうか。

ＢＭＩの計算式は、図１にある通りですが、日本肥満学会によると、日本ではＢＭＩ22がもっとも健康的だとされています。おそらく多くの人が「やせればやせるほど、健康にいい」と思っていることでしょう。

確かに、あなたが40～50代であれば、ＢＭＩ20～23が良好な健康状態にあるといえます。この数値より大きくなれば、メタボリックシンドローム（メタボ）といわれ、高血圧症や糖尿病、高脂血症、がんなどになるリスクが高くなります。その場合は、食事を見直し、適度な運動をして体重を減らすことが健康への近道となります。

しかし、何度も繰り返しますが、それはあなたが40～50代の場合にかぎります。60代、と

図1 自分のBMIを知ろう

●計算式

体重 ____ kg ÷（身長 ____ m × 身長 ____ m）＝ BMI ____

例：体重55kgで、身長160cmの人なら

体重 55 kg ÷（身長 1.6 m × 身長 1.6 m）＝ BMI 21.48

●日本肥満学会の肥満度判定基準

BMI	肥満度判定
18.5未満	低体重（やせ）
18.5〜25未満	標準体重
25〜30未満	肥満（1度）
30〜35未満	肥満（2度）
35〜40未満	肥満（3度）
40以上	肥満（4度）

出典：日本肥満学会

くに65歳以上の高齢者になると、この法則が当てはまらない場合が出てくるのです。

「え、そうなの⁉」と思った人も多いのでは？

実は65～79歳の日本人、約2万7000人のＢＭＩと死亡率の関係を11年間、追跡した調査で、その傾向が見られるのです（図2）。

このグラフを見ると、ＢＭＩ20～23を基準（＝1）にした場合、男女ともに基準群よりＢＭＩが低い群で有意に死亡率が高くなっています。つまり、やせの程度が大きくなればなるほど、死亡率が高くなっているのです。もっとも低い16未満の群の死亡リスクは男性1・78倍、女性2・55倍となっています。

一方、基準群よりＢＭＩが高くても、男性の場合、死亡率はほとんど変わらず、女性の場合、ＢＭＩがもっとも高い群（30以上）でのみ、1・24と死亡率が上昇しています。

このことは、従来の「やせているほうが健康的だ」という定説が覆されたことを意味します。これを「ＢＭＩパラドックス」と呼んでいます。パラドックスという言葉には、逆説、矛盾という意味がありますが、まさに研究者をも驚かすような真逆の結果となったのです。

図2 日本の高齢者における肥満度と総死亡率

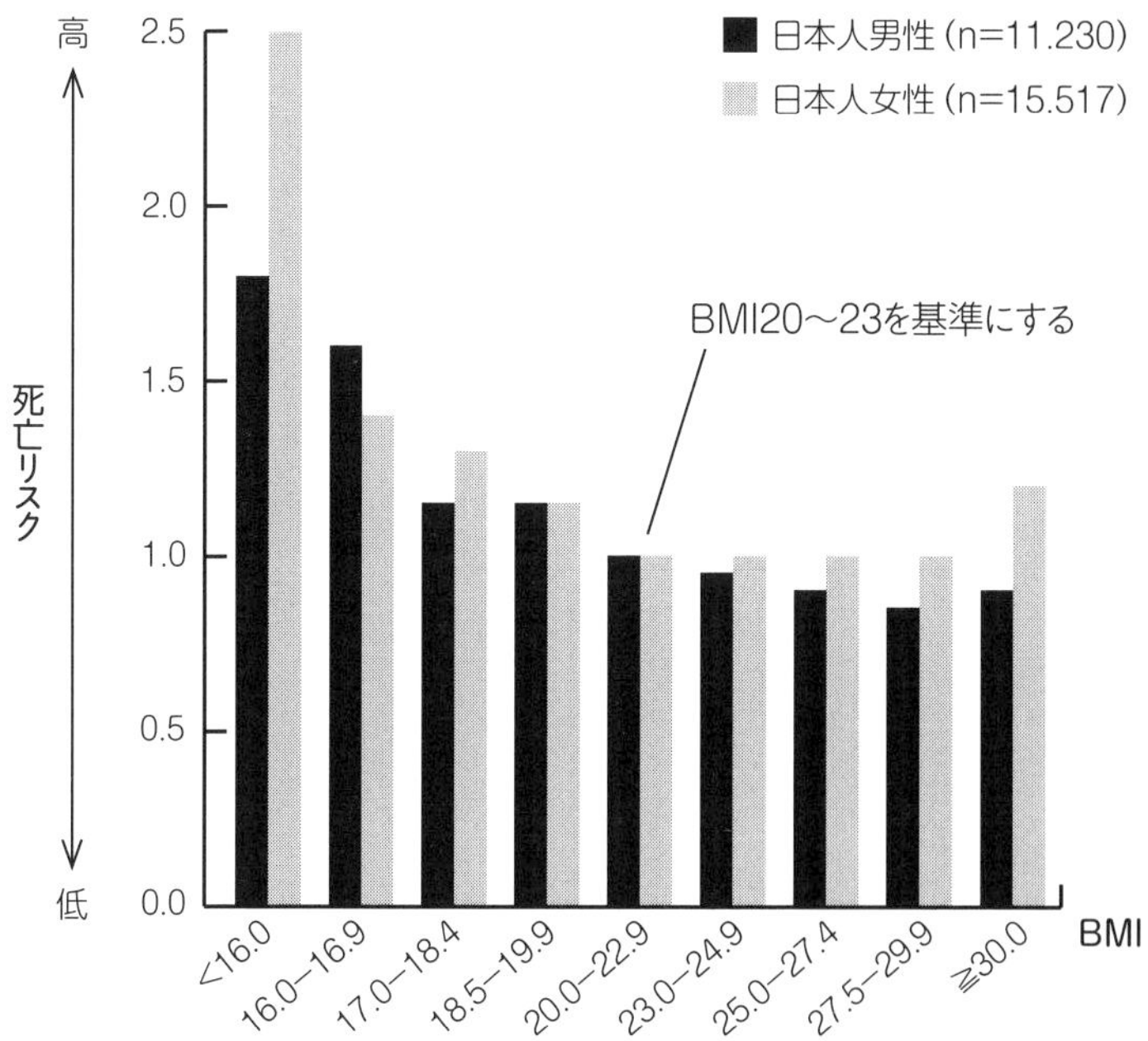

出典：Tamakoshi Aら. Obesity (Silver Spring). 2010：18：362－9　引用改変

このほか海外で行われた調査（日本人は含まれない）でも、65歳以上の高齢者、約20万人のうち「もっとも死亡率が低かったのはBMI27台の人だった」と報告されています。BMI27といえば、小太りぐらいの人を指します。これまでならメタボだといわれ、ダイエットをすすめられる数値です。

このように、65歳以上の高齢者の場合、BMI27ぐらいのぽっちゃり体型が健康的だということになります。ともすると、70代の女性でも「ダイエットしなくちゃ」とやせ願望があったりしますが、それは大きな間違い。元気で長生きしたいなら、ぽっちゃり体型を目指すべきなのです。

筋肉の衰えが「サルコペニア」と「フレイル」を招く

「65歳以上の高齢者がやせると死亡率が高まる」と書きましたが、これは筋肉量が低下することと大いに関係があります。高齢者にとって筋肉の衰えは、死亡率の増加につながるのです。一見、健康そうに見える中肉中背の人であっても、必ずしも筋肉がついているとはいえず、ぽっちゃり型の人のほうが、筋肉がついていたりします。

たとえば、東京大学の飯島勝矢教授が、同世代の高齢の2人のふくらはぎの筋肉量のCTスキャン画像を比較したところ、太り気味のAさんは筋肉量が多く、中肉中背のBさんは筋肉量が少ないという結果になりました。Aさんは健康診断でメタボ指導されていますが、実際にはBさんより「サルコペニア」や「フレイル」になる危険性が低いことがわかったのです。

サルコペニアというのは、加齢や病気などにより筋肉量が減少し、全身の筋力が低下した状態をいいます。サルコペニアの「サルコ」はギリシャ語で筋肉、「ペニア」は喪失という意味になります。

サルコペニアの診断には、次の3つが指標になります。

1 両手足の筋肉量（上腕周囲長21㎝以下もしくは下腿周囲長28㎝以下）

2 握力（男性＝30㎏以下、女性＝20㎏以下）

③歩行速度（0・8m／秒以下）

もし、あなたに「①両手足の筋肉量」の減少があり、それに加えて「②握力」あるいは「③歩行速度」のどちらかに低下が見られる場合、サルコペニアと診断されます。

一方、フレイルとは、老化により筋力や認知機能（記憶・思考・理解・計算・学習・言語・判断などの能力）が低下して気力がなくなった状態をいいます。

この言葉は2014年に日本老年医学会が提唱したもので、英語で「虚弱」「老衰」「脆弱」を意味するフレイルティが語源です。

サルコペニアとフレイルの違いは、前者が筋肉量や筋力、身体機能の低下を意味するのに対して、後者は身体の機能低下だけでなく、認知機能や日常生活での活動量、疲労の度合いなど、幅広い要素が含まれていることです（図3）。

フレイルは「高齢者における健康状態と要介護状態のちょうど中間に位置する虚弱な状態」のことでもあり、そのままにしておくと要介護状態になってしまいます。要介護状態になってしまうと、その前の段階に戻るのは至難の業です。フレイルであれば、元気な身

図3 サルコペニア・フレイル・ロコモの関係

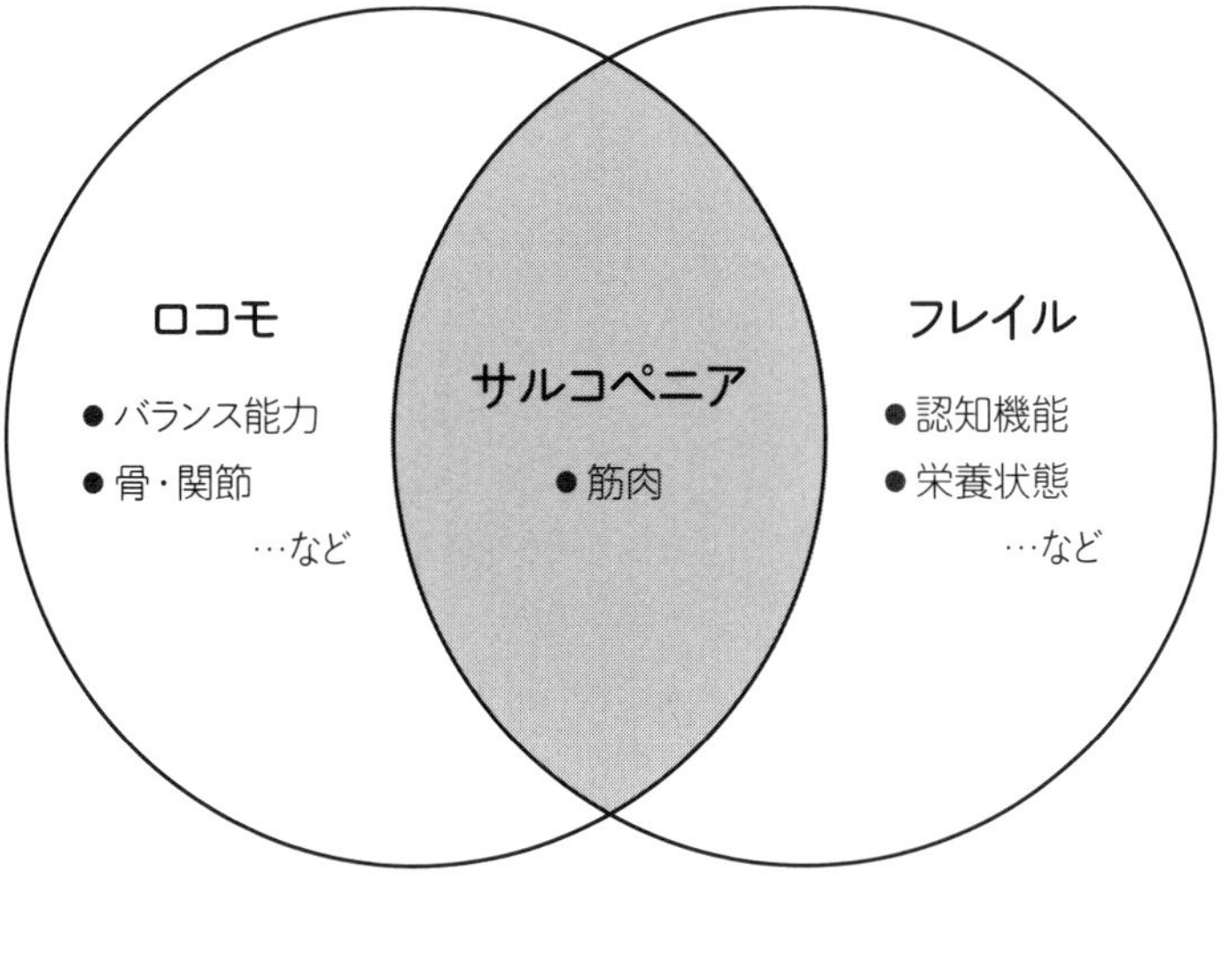

体を取り戻すことはできます。「もしかして、フレイルかも？」と心配な人は、この本を読んでしっかりフレイルから脱却しましょう。

ところで、筋肉量の低下は65歳以上の高齢者にかぎった話ではありません。普段から活動量が少ない人やダイエットを続けている人は、たとえ40代であってもサルコペニアを発症する危険性があります。

サルコペニアになると身体機能の低下を招き、それが基礎代謝やエネルギー消費量の減退につながります。そうすると、食欲不振や少食となって低栄養となり、どんどん身体が弱ってフレイルになっていくのです。

このフレイルの悪循環を断ち切るためには、筋肉量が重要になります。高齢になっても脚がスラリと細いほうがかっこいいと思っている人もいますが、健康的にいえば、大いに問題があります。サルコペニアの入り口に立っているようなものです。

サルコペニアを発症すると転倒したり、骨折したりするリスクが高くなります。サルコペニアはフレイルの要素のひとつでもあり、「以前より筋肉がやせてきた」という兆候があれば、それはフレイルのサインでもあるのです。

また、フレイルになると、認知症になりやすいともいわれています。フレイルを予防するためにも、筋肉の衰えにいち早く気づくことが大切です。

では、筋肉の衰えを知るにはどうしたらいいのでしょうか？

それには誰もが簡単にできる方法があります。それが「指輪っかテスト」です。次項より詳しく紹介しましょう。

「指輪っかテスト」でフレイル度をチェックしよう！

「最近、出歩くことが少なくなった」「階段の上り下りがつらい」などという人は、サルコペニアやフレイルになる可能性があります。「指輪っかテスト」で、自分のふくらはぎの太さをチェックしてみましょう。次の要領で行います。

①両手の親指と人差し指で輪っかをつくります。

②利き足でないほうの、ふくらはぎの一番太い部分を指でつくった輪っかで囲みます。

このとき、力は入れないで軽く囲むのがポイントです。

さあ、どうでしたか？

ふくらはぎが太くて囲めなかったでしょうか？　それとも、ちょうど囲める太さだったでしょうか？　あるいは、脚が細くてすき間ができてしまったでしょうか？

ふくらはぎを「囲めない」という人は、筋肉量が足りている証拠。

一方、「ちょうど囲める」「すき間ができる」という人は、筋肉量が少ないサルコペニアの可能性があります。スレンダーな脚は筋肉量や筋力が落ちているサインなのです。脅すわけではありませんが、このままでは、将来、寝たきりになるかもしれません（図４）。

ちなみに、この「指輪っかテスト」は、東京大学高齢社会総合研究機構が２０１２年から行っている健康調査（通称・柏スタディ）で行われているものです。柏スタディには、千葉県柏市在住の65歳以上の健康な高齢者２０４４名が参加。男女比は１対１で、平均年齢は73歳（当時）、現在も調査は続けられています。

図4 指輪っかテスト

ふくらはぎのもっとも太い部分を両手の親指と人差し指で囲んでください。

●囲めない

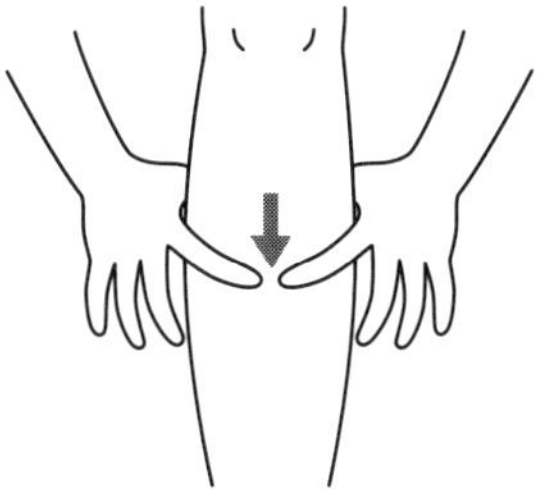

●ちょうど囲める

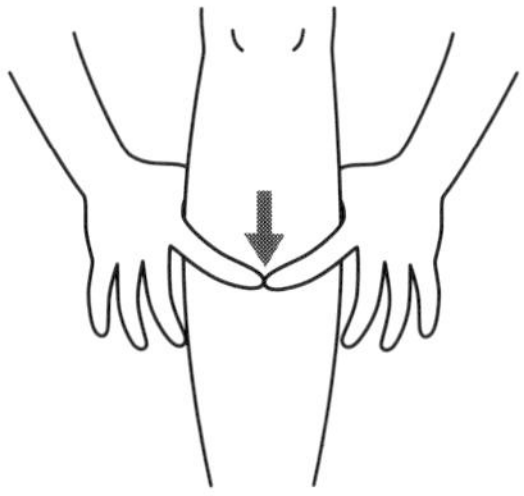

●すき間ができる

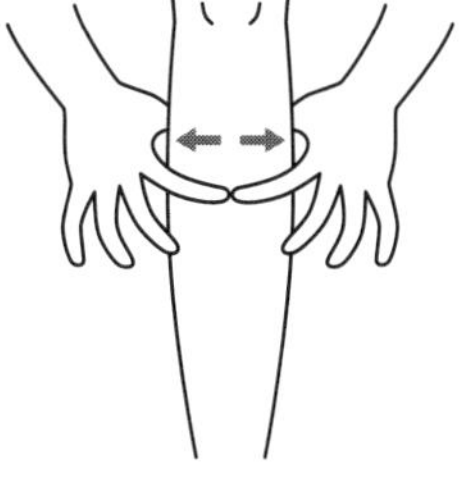

柏スタディによると、ふくらはぎにすき間ができるグループには、サルコペニアにかかっている人もいれば、そうでもない人もいました。しかし、ふくらはぎを囲めないグループより6・6倍も多くサルコペニアの人が含まれていたのです。また、この時点でサルコペニアと診断されなかった人でも、その後の追跡調査により、わずか2年の間に、囲めないグループの人の3・4倍も新たにサルコペニアを発症していました。

当院で行った調査では、65歳以上の患者230名のうち、フレイルチェックにより「フレイル」ではないと思っている人の数は全体の76・1％もいました。

しかし、「指輪っかテスト」をしてもらったところ、ふくらはぎを囲めない人の数はわずか17％で、ほとんどの人が「ふくらはぎにすき間ができるか、ちょうど囲める」状態で、サルコペニア予備軍であることがわかりました。

このことから、自身の状態に正しく気づけていない人が多いことがわかります。それだけに、手軽に自分の状態を把握できる「指輪っかテスト」は有効な方法といえるでしょう。

指の長さは成人になってからは変わりません。ですから、いくつになっても自分の指の輪っかで、ふくらはぎの筋肉の増減を知ることができるのです。もし以前より、すき間が大きくなったとしたら、それだけ筋肉量が落ちていることになります。

「たかが、ふくらはぎ、されど、ふくらはぎ」といえるでしょう。

筋肉が減少すると、運動したり、外出したりすることがおっくうになり、ますます筋肉が落ちてしまいます。そうなると、転倒しやすくなり、骨折の原因になったりします。

また、硬いものが食べにくくなることもあります。これは単にふくらはぎの筋肉だけが減少しているわけではなく、全身の筋肉が衰えていることを意味します。口の筋肉も含めた身体全体の筋肉が弱くなっているのです。

「指輪っかテスト」で、医学的にサルコペニアの発症を診断することはできませんが、少なくとも筋肉量の減少や筋力の低下に気づくことはできます。「このままではまずいな」と自覚することが大切です。そこからフレイルにならないよう、気をつければいいのです。

柏スタディでわかった「フレイルになる人、ならない人」

柏スタディの調査方法は、参加者に対しての問診から始まり、身体測定、血圧検査、採血、筋肉量や歩行速度、握力などの運動機能の測定、歯の残存数や滑舌、舌圧などの口腔機能の測定まで、幅広くデータを取るほか、認知機能や社会性、食事や栄養バランスのチェックなど多岐にわたります。

この柏スタディの調査の結果、「指輪っかテスト」で、ふくらはぎを囲めなかった人とすき間ができる人を比べると、明らかに後者の筋肉量が減少していました。

しかし、わかったのはそれだけではありません。次の4点についても明らかになったのです。

●食事の量や食べる食品の種類が少ない
●舌圧（舌の力）、咬合力（噛みしめる力）、滑舌（しゃべりの滑らかさ）などが低い

●家族や友人と一緒に食事をする共食の頻度が少ない
●うつ傾向が増加している

柏スタディは数年にわたり、継続して調査していますが、４年間の追跡調査でショッキングな事実に直面しました。「すき間ができる人」は、「ちょうど囲めた」と「囲めなかった」人たちより３・２倍も多く亡くなっていることがわかったのです。

４年前に調査をスタートした時点では、全員が自立して生活している人たちでした。それがわずか４年の間に多くの人が亡くなってしまったのです。

つまり、筋肉が衰えると、フレイルに陥りやすく、それが死に至ることもあるということになります。それが柏スタディによって明らかにされたのです。

ピンピンコロリを望むなら、フレイルにならないこと、それに尽きます。

「イレブン・チェック」でより詳しく自分の状態を知ろう!

柏スタディの調査によって、筋肉の衰えがフレイルを招くことはわかりましたが、運動機能だけが問題になるのではありません。「栄養」「口腔」「運動」「社会性・心」といったさまざまな要因によってフレイルを引き起こすことがわかっています。

そこで、自分は何に気をつけたらいいのか、詳しく知るために、柏スタディをもとにした「イレブン・チェック」が作成されています(図5)。これは11項目の質問に回答することで、栄養(食・口腔機能)、運動、社会参加の面からフレイルの兆候を調べるというもの。65歳以上の方を対象にしていますが、40代、50代の人もぜひ、トライしてみてください。現在の自分の状態を知ることは、フレイルを予防する第一歩になります。

さて、結果はいかがだったでしょうか?

図5 健康状態・元気度を知るためのイレブン・チェック

それぞれの質問に対して、当てはまると思うほうにチェックをしてみましょう。
4、8、11は、「はい」と「いいえ」の位置がほかと逆になっているので気をつけてください。

栄養	1	ほぼ同じ年齢の同性と比較して、健康に気をつけた食事を心がけている	はい	いいえ
	2	野菜料理と主菜（肉か魚）を両方とも、毎日2回以上は食べている	はい	いいえ
口腔	3	「さきいか」「たくあん」くらいの硬さの食品を、普通に噛み切れる	はい	いいえ
	4	お茶や汁物でむせることがある	いいえ	はい
運動	5	1回30分以上の汗をかく運動を週2日以上、1年以上実施している	はい	いいえ
	6	日常生活において歩行または同等の身体活動を1日1時間以上実施している	はい	いいえ
	7	ほぼ同じ年齢の同性と比較して、歩く速度が速いと思う	はい	いいえ
社会性・心	8	昨年と比べて外出の回数が減った	いいえ	はい
	9	1日に1回以上は、だれかと一緒に食事をしている	はい	いいえ
	10	自分が活気にあふれていると思う	はい	いいえ
	11	何よりもまず、もの忘れが気になる	いいえ	はい

出典：『東大が調べてわかった衰えない人の生活習慣』飯島勝矢・著（KADOKAWA）

「栄養」の設問1、2で「いいえ」をチェックした人は、食事のバランスが偏っている傾向があります。魚や肉をあまり食べない人は、タンパク質が足りていないといえます。タンパク質は筋肉をつくるもとになる栄養素です。高齢になればなるほど、タンパク質は必要なのです。

また、せっかくタンパク質を摂っても、野菜を食べなくては宝の持ち腐れになってしまいます。野菜にはビタミンやミネラルなど、タンパク質の吸収を助けたり、代謝を促すために欠かせない栄養素が含まれているのです。肉や魚と一緒に野菜も食べるようにしましょう。

ただし、腎臓に疾患のある人は、塩分やタンパク質の摂り過ぎに注意してください。食事内容を変えるときには、かかりつけの医師に相談するようにしましょう。

「口腔」の設問3で「いいえ」をチェックした人は、噛む力が弱く、口の筋肉が衰えていることを意味します。柔らかいものばかり食べるのではなく、硬いものも食べるようにしましょう。

設問4で「はい」をチェックした人は、飲み込む力が低下していると考えられます。この状態を放置していると、さらに飲み込む力が弱まり、誤嚥（食べ物が誤って咽頭と気管に入ってしまうこと）につながりやすいので、注意が必要です。第5章で紹介する口の体操で鍛えましょう。

「運動」の設問5、6、7で「いいえ」をチェックした人は、運動不足と筋力の低下が心配です。運動の苦手な人は、まずは買い物や駅までの道のりを歩くなど、できるだけ身体を動かすようにしましょう。運動が好きな人は、軽いジョギングをしたり、水泳をするなど、積極的に身体を動かすようにしてください。

歩く速度がゆっくりな人は、脚の筋力が衰えている証拠。天気のいい日に散歩に行ったり、用事をつくって出かけるなど、意識して歩くようにしましょう。

「社会性・心」の設問8で「はい」をチェックした人は、社会参加が少なくなっていると思われます。友人と会ったり、サークルに参加したり、映画館や美術館に行くなど、意識して外に出かけるようにしましょう。

設問9で「いいえ」をチェックした人は、身体にとっても心にとっても不健康な状態だといえます。誰かと一緒に食事をしながら、おしゃべりすることは幸福感につながります。1人で食べる孤食だと食欲もわかず、食べる量も少なくなってしまいます。できるだけ、人と会って食事をするよう心がけましょう。

設問10で「いいえ」をチェックした人は、気持ちが落ち込んでいるようです。友人に会って話をしたり、元気が出るような映画を観たり、うきうきするようなことをやってみましょう。心が元気になれば、身体の調子もよくなります。

設問11で「はい」をチェックした人は、生活に張り合いがないのかもしれません。サークルに入っていろいろな人と話をしたり、講座や講演会に参加するなど、刺激になるような場に参加してみましょう。何事も前向きに取り組むことで、脳も活性化されていきます。

このイレブン・チェックでは、自分のフレイルの傾向がわかります。「栄養が偏っているな」と思ったら、食生活に気をつけるようにし、「運動不足だな」と思ったら、適度な運動を生活に取り入れます。「最近、出歩いていないな」と思ったら、意識して社会参加するようにしましょう。こうしてフレイルを予防する行動を取れば、いつしかフレイルとはほど遠い状態になっているはずです。

このイレブン・チェックは「1度やれば、終わり」ではありません。自分のフレイルの傾向を知ることが最初の一歩になります。そこから自分に必要な「対策」を立てて実行に移す。そして、またイレブン・チェックを行う。それを繰り返すことで、いつまでも健康で若々しい身体を維持できるのです。

65歳以上の高齢者の85％はプレフレイルの状態にある

「イレブン・チェック」では、右側につく○の数が多ければ多いほど、フレイルになる可能性が高くなります。柏スタディを実施している東京大学高齢社会総合研究機構の飯島勝矢教授は、「65歳以上の高齢者の85％は、フレイルの前段階であるプレフレイルの状態にある」と指摘しています。これは回答欄の右側の○の数が3～5個の人に当てはまります。

右側の○の数が6つ以上になると、フレイルになるリスクがグッと上がり、○が1つ増えるごとにリスクは2倍ずつ増えていくことがわかっています。右側のすべてに○がつく人の場合は、なかなか改善が難しく、1～2年後には要介護状態になる可能性が高くなります。

また、フレイルになる要因には3つの側面があります。

それが「身体的フレイル」「オーラル（口腔）フレイル」「社会的フレイル」です。それぞれについて説明します。

【身体的フレイル】

身体的フレイルは、文字通り、身体の衰えを意味します。

次の項目のうち、3つ以上当てはまると身体的フレイルに該当し、1つでも当てはまると身体的フレイルの予備軍となります。

●体重が減った
●筋力低下（握力が弱くなった）
●身体能力の低下（歩行速度が遅くなった）
●活動量の低下（外出などが減った）
●病気でもないのに、疲れやすい

身体的フレイルになると、要介護状態になるリスクが、健康な人の3・7倍も高くなります。これに認知機能の低下が加わると、さらに1・5倍高くなるといわれています。

【オーラル（口腔）フレイル】

オーラルフレイルは、口腔機能の低下を意味します（※詳細は第3章で解説します）。

次の項目のうち、3つ以上当てはまるとオーラルフレイルに該当し、1つでも当てはまるとオーラルフレイルの予備軍となります。

- 自分の歯の数が20本以下である
- 咀嚼能力が低下している
- 滑舌が低下している
- 舌運動の力が低下している
- 噛めない食べ物が増えている
- お茶や汁物でむせることがある

オーラルフレイルになると、要介護状態になるリスクが健康な人の2・4倍も高くなります。

【社会的フレイル】

社会的フレイルとは、日常生活での社会参加が減っていることを意味します（※詳細は第4章で解説します）。

次の項目のうち、3つ以上当てはまると社会的フレイルに該当し、1つでも当てはまると社会的フレイルの予備軍となります。

- 月に1度も家族や友人と食事をしていない
- 週に1度も遠出(電車等で外出)していない
- 半年前に比べて外に出かける頻度が減った
- 困ったときに相談できる人がいない
- 1人暮らし、あるいは家族と同居していても3食とも1人で食べている
- 経済的な余裕があまりない

社会的フレイルになると、要介護状態になるリスクが健康な人の2・8倍も高くなります。

これら3つのフレイルは、ほかの2つのフレイルに該当していなくても、1つでもフレイルと判断されたら、それだけ要介護状態に近づいていることになります。予備軍だとい

う人も、本物のフレイルにならないよう注意が必要です。

イレブン・チェックで自分のフレイルの傾向がわかれば、その項目について改善することができます。そうすれば、フレイルになる心配がなくなります。

まずは、自分がどういう状態にあるのかを知ることが大事です。その上で、フレイルにならないよう生活習慣の改善に取り組みましょう（※詳細は第5章で解説します）。

プレフレイルの段階で自分の衰えに気づけば、日常生活でのさまざまな取り組み次第で、元気で健康な身体を取り戻すことができます。現時点で健康体だという人も、フレイルにならないための予防をしましょう。それが元気で長生きする秘訣です。

まだ40代、50代で「フレイルの心配はない」と思っている人も、フレイルにならない生活を意識することで、将来、フレイルになる心配がなくなります。

第2章

あなたの食生活は大丈夫？

飽食の日本で「新型栄養失調」が増えている

街を歩けば、レストランやラーメン店、牛丼屋などが建ち並び、スーパーマーケットに行けば、さまざまな野菜や食品がところせましと並んでいます。食べたいものがすぐに手に入る飽食の時代といえますが、信じられないことに栄養失調の人が増えているのです。

厚生労働省（厚労省）が２０１７年11月に実施した「国民健康・栄養調査」によると、65歳以上で低栄養傾向のある人の割合は16・４％で、80歳以上にかぎると約２割の人に低栄養傾向が見られると報告しています。

こうした現代の栄養失調を「新型栄養失調」といいます。栄養失調と聞くと、戦後すぐの食糧難や貧困によるものというイメージがありますよね？

ところが、新型栄養失調は違います。１日３食、きちんと食べているのに低栄養なのです。つまり、栄養が偏っているということです。

第１章でも述べましたが、高齢になると食が細くなります。ステーキや天ぷらなどの油っぽいものより、野菜の煮物やサラダ、冷奴などのあっさりしたものが多くなり、肉より魚を食べる傾向が高くなります。最近では「健康のために」とあえて粗食にする人もいれば、「やせなければ」と炭水化物を避ける糖質制限ダイエットに励む人もいます。

その結果、栄養バランスを崩している高齢者も少なからずいるようです。とくに、タンパク質が不足する人が多く散見されます。

前述の調査結果では、男女ともタンパク質を多く摂っている人や肉体労働の時間が長い人ほど、筋肉量が多いことがわかっています。また、あまり外出しない男性（週1回以上の外出がない）は、外出の多い人に比べて低栄養傾向が見られます。

高齢者の新型栄養失調の原因には、単に食事のみならず、日常生活の活動量なども大きく影響しているのがわかります。第1章で紹介した「イレブン・チェック」でも、運動や外出頻度についての質問項目がありましたが、厚労省の国民健康・栄養調査でその重要性が裏付けられたといえるでしょう。

また、新型栄養失調になるのは高齢者だけではありません。成人女性にも低栄養傾向が見られ、ＢＭＩ18・5以下のやせの割合は10・3％もあります。とくに20代では21・9％

の女性が該当し、約5人に1人がやせ傾向にあることになります。

さらに、朝食を食べない人の割合は、20代では男女ともに高い割合を示し、女性では23・6％が欠食しています。

成長が盛んで、十分な栄養が必要な子どもも例外ではありません。子どもが好きなハンバーガーや菓子パン、ポテトチップスなどの食べ物は、糖質や脂質、塩分などが多く、高カロリーですが、ビタミンやミネラル、食物繊維などは圧倒的に不足しています。

それでも3度の食事をしっかり食べていればいいのですが、これらのジャンクフードでお腹がいっぱいになると、肝心の栄養のある食事が摂れなくなってしまいます。飢えてはいないのに、栄養失調になってしまうのです。

とくに、カルシウムや鉄、亜鉛などのミネラルが不足すると、体内の代謝がうまく働かなくなってしまいます。

ちなみに、栄養失調になると、次のような症状が現れます。

●ダイエットしているわけではないのに、体重が減少した

●体温が低く、低血圧である
●免疫力が低下し、風邪などを引きやすい

もし、こうした症状に思い当たるなら、それは危険信号です。新型栄養失調かもしれません。栄養が偏っていないか、自分の食生活を振り返ってみましょう。

新型栄養失調をそのままにしておくと、フレイルに直行してしまいます。「歳をとったら粗食でいい」などという人もいますが、高齢になればなるほど栄養をきちんと摂る必要があります。そうしないと、あっという間にフレイルから要介護状態に陥ってしまいます。高齢者の体重減少は命取りなのです。

新型栄養失調の原因はタンパク質不足？

「あなたはタンパク質をしっかり摂っていますか？」

そう質問すると、高齢者の多くが「豆腐や納豆などを食べている」と答えます。そして、「成長期にある子どもと違って、歳をとったら、タンパク質なんて、そんなに必要ないんじゃないの？」と付け加えます。

ところが、高齢であっても、健康で長生きしたいならタンパク質を摂る必要があるのです。それを証明する次のようなデータがあります。

100歳以上の高齢者のタンパク質の摂取量を調べてみたところ、平均的な日本人に比べて、男女ともに総エネルギー量に占めるタンパク質の割合が高いことがわかったのです（図6）。さらに、タンパク質の中身について見てみると、総タンパク質量に占める動物性タンパク質量の割合が高くなっています（図7）。

つまり、長生きをしている高齢者は、豆腐や納豆などの植物性タンパク質ではなく、魚や肉などの動物性タンパク質をたくさん食べていることになります。

高齢になったからといって、肉や魚は食べなくてもいいということではないのです。むしろ、積極的に食べたほうがいいといえます。なぜなら、フレイルを招いてしまう新型栄養失調になるのは、タンパク質の絶対量が少ないことが原因だからです。

図6 100歳に達した人の総エネルギー量に占めるタンパク質の割合

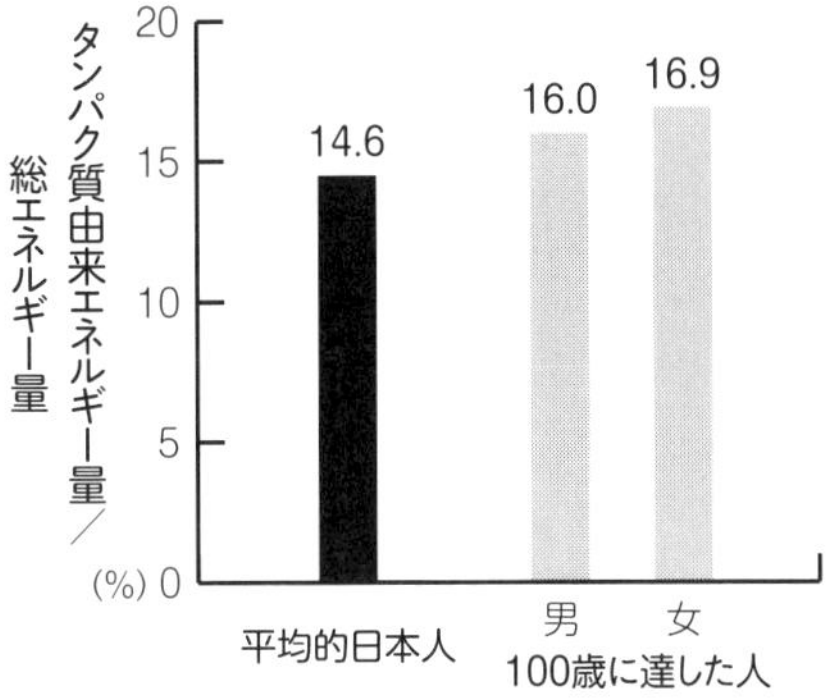

出典：Shibata H. et al. Nutrition and Health 8:165－175. 1992

図7 100歳に達した人の総タンパク量に占める動物性タンパク量の割合

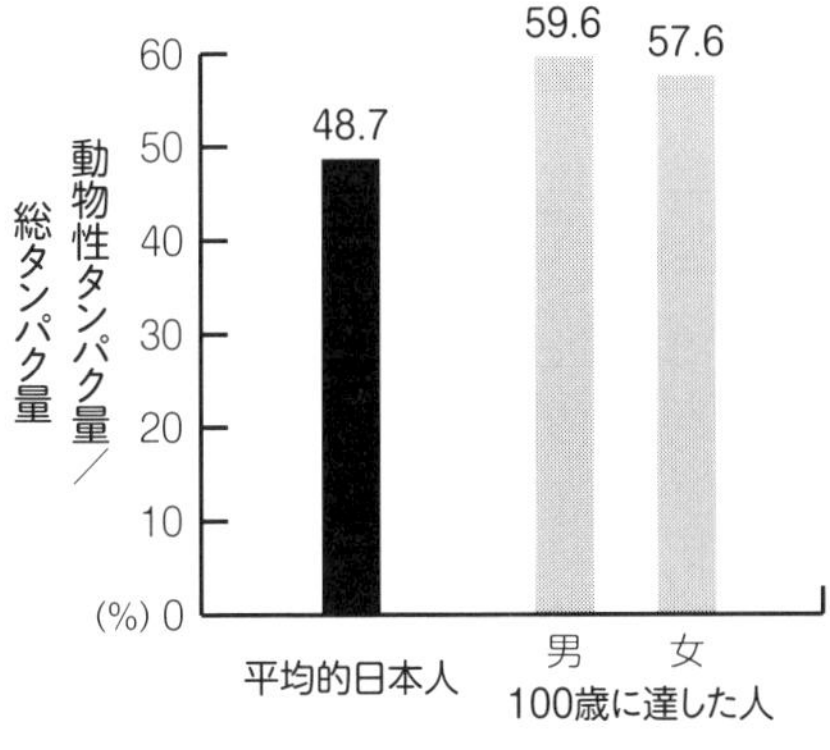

出典：Shibata H. et al. Nutrition and Health 8:165－175. 1992

図8 血中アルブミン量の少ない人の割合
（地域在住高齢者〈男性1,130名、女性2,308名〉のデータより）

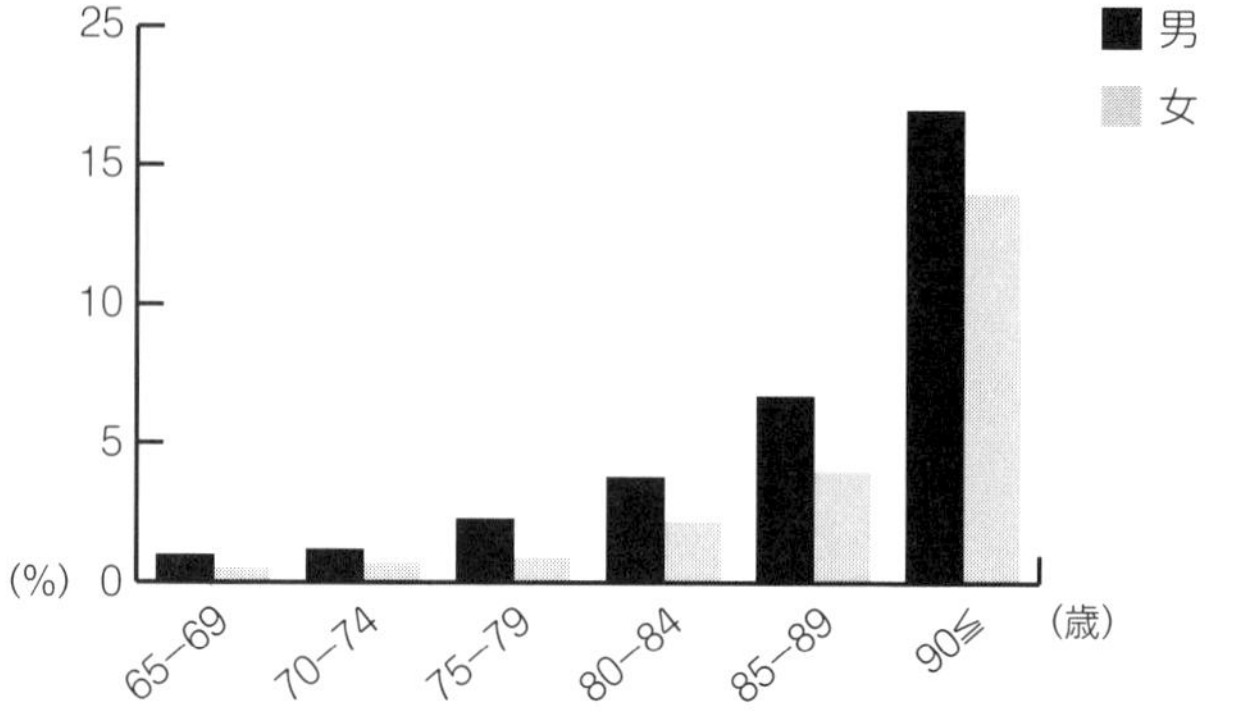

出典：Gomil et al. J Nutr Sci Vitaminol 2007;53:57

タンパク質は筋肉をつくる材料になります。タンパク質を摂らなければ、筋肉量が減少して筋力の低下を招くサルコペニアになる危険性が高くなります。

また、高齢になると、風邪をこじらせて肺炎になり、それがもとで亡くなることもあります。高齢者が肺炎になる大きな要因としては、低栄養による免疫力の低下が考えられます。実際、タンパク質の栄養状態を示す血中アルブミンの量が少ない人の割合は、年齢が上がるにつれて顕著に増えていきます（図8）。血中アルブミンが少ないと、免疫力が低下して、さまざまな病気になるリスクが高くなってしまうのです。

高齢になればなるほど、タンパク質を摂ったほうがいいということです。そうすれば、健康寿命を延ばすことも可能になるでしょう。

私たちの身体の20%は、タンパク質でできている

タンパク質は、炭水化物、脂質、と合わせて三大栄養素と呼ばれています。私たちの身体の20%を占め、残りの60%が水分、15%が脂肪になります。つまり、水分を除けば、身体の半分はタンパク質でつくられているのです。

英語でタンパク質のことを「プロテイン」といいますが、これはギリシャ語の「第一」という言葉からきています。つまり、人間の生命を維持するのに必要不可欠な栄養素だというわけです。

タンパク質がなければ、筋肉、骨、内臓、血管、血液、皮膚、髪の毛、代謝に不可欠な酵素、消化管や脳神経系で機能を調節するホルモン、神経伝達物質、身体を感染などから

守る免疫物質、体内に酸素を運ぶヘモグロビン、血液凝固に必要な物質など、身体中のあらゆる組織がつくられなくなってしまいます。

食事で摂ったタンパク質は、アミノ酸に分解されて体内に取り込まれた後、必要なタンパク質へとつくり替えられます。

アミノ酸は20種類あり、それぞれの目的に合わせて何十、何百と結合し、約10万種類ものタンパク質に形を変えるのです。

20種類のアミノ酸のうち、9種類（成人は8種類）は「必須アミノ酸」といわれ、イソロイシン、スレオニン、トリプトファン、バリン、ヒスチジン、フェニルアラニン、メチオニン、リジン、ロイシンがあります。これらの必須アミノ酸は、体内では合成することができず、魚や肉などのタンパク質から摂取する必要があります。

必須アミノ酸以外の11種類を「非必須アミノ酸」といい、アスパラギン、アスパラギン酸、アラニン、アルギニン、システイン（シスチン）、グルタミン、グルタミン酸、グリシン、プロリン、セリン、チロシンがあります。これらは体内で合成できるアミノ酸です。

タンパク質が不足すると、新陳代謝が悪くなり、スタミナ不足ですぐに疲れてしまいます。脳を活性化させる神経伝達物質が合成されにくくなるため、記憶力や思考力が低下したり、不眠やうつ状態になったりします。また、身体の調整機能がうまく働かなくなり、冷え性になったり、肌や髪がパサパサと乾燥しやすくなります。

さらに、筋肉を強くする働きが弱まり、筋肉量が減少するサルコペニアになる危険性が高くなります。つまり、タンパク質が不足すると、身体全体の機能が弱まり、フレイルにつながりやすくなるのです。

「アミノ酸スコア」の高いタンパク質で、衰えない身体をつくる

タンパク質には9つの必須アミノ酸が含まれていますが、どの種類の必須アミノ酸がどれくらいの量、含まれているのかは、食品によって異なります。9種類の必須アミノ酸がバランスよく含まれていれば、良質のタンパク質といえます。

では、良質のタンパク質かどうかを知るには、どうしたらいいのでしょうか？

図9 アミノ酸スコアの仕組み

●卵、肉、大豆などは
アミノ酸スコアが100

●米はアミノ酸スコアが65

それぞれのアミノ酸が100を超えているので、桶の水はこぼれることはなく、無駄なく利用できる。

米のアミノ酸のリジンはアミノ酸スコアが65なので、桶にいくらたくさん水を入れても65のレベルでしか利用されない。

それを調べる手立てとなるのが「アミノ酸スコア」です。それを見ると、どの食品にどれくらいの量の必須アミノ酸が含まれているかがわかります。

アミノ酸スコアが高ければ、体内で利用されやすく、良質なタンパク質といえますが、逆にスコアが低いと質が劣り、体内で利用されにくくなります。

アミノ酸スコアをわかりやすく説明してみましょう。図9は、アミノ酸スコアを桶にたとえたものです。1つの必須アミノ酸を、1つの板に見立てています。必須アミノ酸は9種類ありますから、全部で9つの板で桶がつくられていることになります。

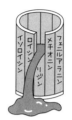

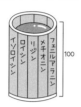

左側の桶は卵、肉、大豆などのアミノ酸スコアを表したもので、それぞれの必須アミノ酸が100を超えています。そのため、桶の水がこぼれることがなく、無駄なく利用されます。

一方、右側の桶は精白米のアミノ酸スコアを表していますが、リジンが65しかないため桶にいくら水を入れても65のレベルまでしか利用されません。たとえ、ほかの必須アミノ酸が100に達していたとしても、65に合わせて流れ出てしまうのです。そのため、精白米のアミノ酸スコアは65ということになります。

つまり、板の長さが1つでも短いと（必須アミノ酸の含有量が1つでも少ないと）、ほかの必須アミノ酸もそのレベルまでしか利用されず、無駄になってしまうのです。こうしたスコアの低いアミノ酸を「制限アミノ酸」といい、この制限アミノ酸が全体のレベルを下げることになります。

ちなみに、アミノ酸スコアの高い食品には、牛肉（100）、豚肉（100）、鶏肉（100）、鶏卵（100）、カツオ（100）、イワシ（100）、サケ（100）、牛乳（100）、ヨーグルト（100）などがあり、良質なタンパク質といえます。

一方、アミノ酸スコアの低い食品には、精白米（65）、食パン（薄力粉）（44）、じゃがいも（68）、ほうれん草（50）、ごま（50）、アーモンド（50）などがあります。

このように、食品によってアミノ酸スコアは異なりますが、食材を組み合わせることによってアミノ酸スコアを高めることはできます。

たとえば、アミノ酸スコアが65の精白米と100の牛肉を一緒に食べれば、65しかない精白米のリジンを補うことができます。その結果、アミノ酸スコアが高くなり、体内で効率よくタンパク質を合成することが可能になるのです。

つまり、牛肉が精白米の制限アミノ酸をカバーして、効率よく利用できるようにするというわけです。

それが、もし、ご飯とじゃがいもの煮物の組み合わせだったら、どうでしょう？　どちらもアミノ酸スコアが低いので、制限アミノ酸はカバーされません。そうなると、体内での利用効率は下がってしまいます。

タンパク質を効率よく摂取するためには、アミノ酸スコアを意識した食事をすることが大切だといえるでしょう。

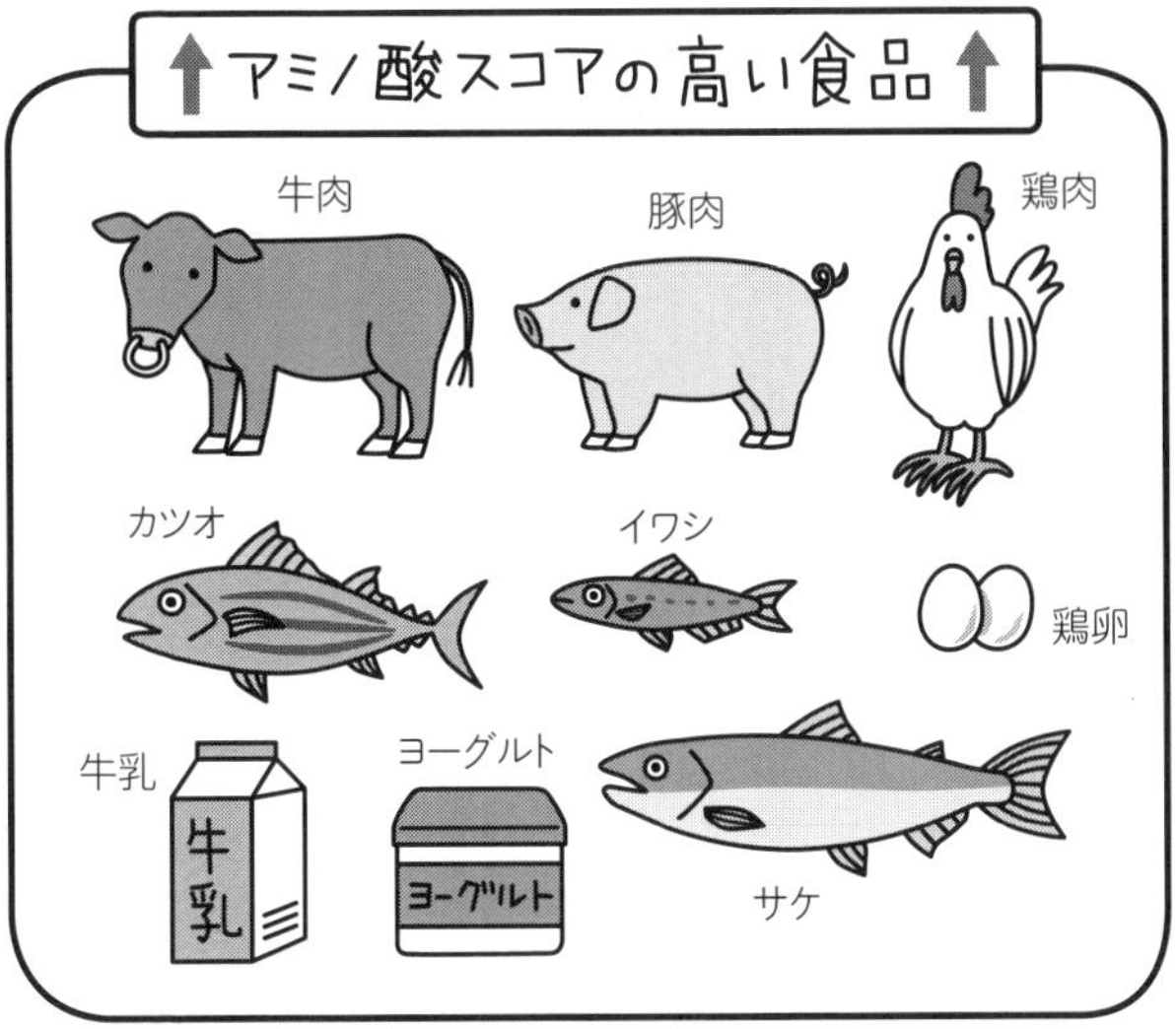
アミノ酸スコアの高い食品
牛肉
豚肉
鶏肉
カツオ
イワシ
鶏卵
牛乳
ヨーグルト
サケ
牛乳
ヨーグルト

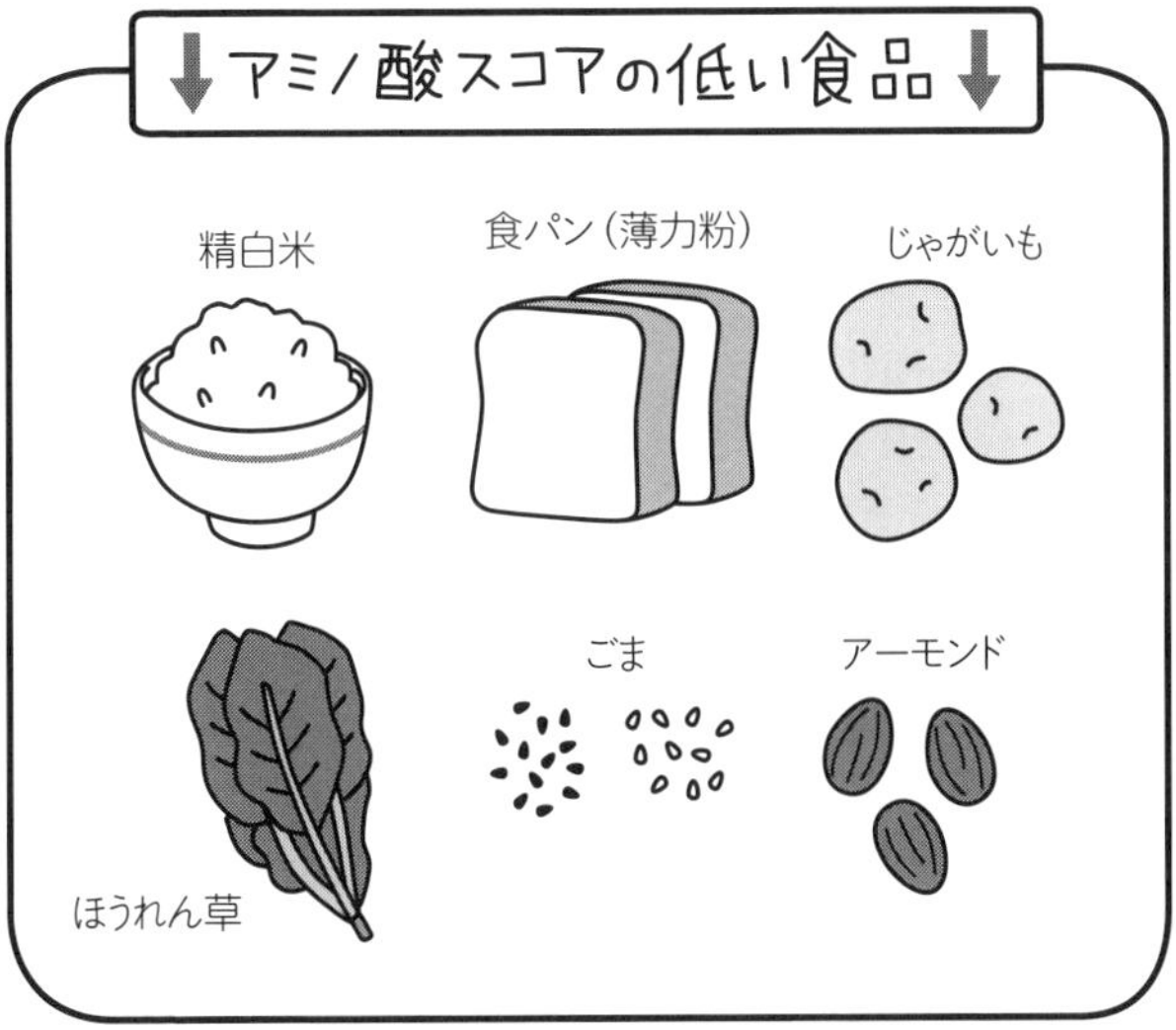
アミノ酸スコアの低い食品
精白米
食パン（薄力粉）
じゃがいも
ごま
アーモンド
ほうれん草

タンパク質は毎食、食べないと意味がない

人間にとって、タンパク質はなくてはならないもの。しかし、高齢者の場合、自分ではタンパク質を摂っているつもりでも、実際には意外と少なかったりします。

では、毎日、どれくらいのタンパク質を摂ったらいいのでしょうか？

1日に必要なタンパク質の量は、体重1kgあたり1gとされています。体重が50kgの人の場合、50gになりますが、フレイルにならないようにするためには、もう少し多めに摂ったほうがいいでしょう。

計算式は次の通りです。自分に必要なタンパク質の量を計算してみましょう。

体重（　　）kg×1.2〜1.5g＝タンパク質（　　）g／1日

体重が50kgの人は、1日に60〜75gのタンパク質が必要だということになります。

ちなみに、２０２０年版「食事摂取基準」によると、フレイル予防のためには、65歳以上の男性で1日60ｇ、女性で1日50ｇのタンパク質の摂取が必要だとしています。

とはいえ、1度に大量にタンパク質を摂ろうと思っても無理があります。いくら１００ｇの肉を食べたとしても、すべてがタンパク質として吸収されるわけではありません。

たとえば、牛肉80ｇにタンパク質はわずか６ｇ、普通の大きさの卵1個も同じく、タンパク質は６ｇしか含まれていないといわれています。

1日に必要なタンパク質を摂ろうとすると牛肉では肉８００ｇ、卵では10個になる計算です。つまり1回の食事で、1日に必要なタンパク質を摂取しようとするのは無理があるのです。

しかも、タンパク質は体内に貯蔵しておくことができません。使われなかったタンパク質は4時間ほどで尿として排泄されてしまいます。

タンパク質を増やすなら、3度の食事でこまめに摂るのが基本です。それも意識的に、タンパク質を摂ることが大切なのです。

高齢になると、タンパク質を筋肉に変える力が弱くなる

高齢になると、若い人と同じように肉や魚を食べていても、筋肉のつき方に違いが現れます。若い人は筋骨隆々になるのに、高齢者はそう簡単には筋肉がつかないのです。

それには理由があります。

高齢になると、タンパク質が体内でアミノ酸に分解され、さまざまな組織をつくる働きが鈍くなるからです。タンパク質がアミノ酸に分解されることを「同化」といいますが、その同化に抵抗性が出てくるという意味で「タンパク質同化抵抗性」と呼ばれています。

そのため、同じ量のタンパク質を摂っても、若い人のようには筋肉がつかないというわけです。ただでさえタンパク質がうまく吸収されないのに、肉や魚を食べる量が減ってしまったら、筋肉はどんどんやせてしまいます。若い人以上に積極的にタンパク質を摂る必要があるのです。

「もう歳だから肉なんて食べなくてもいい」などといってはいけないのです。

また、病気などで食事を抜いたり、ほんの少しの食事しか食べなかったりすると、体内のエネルギーが枯渇してしまいます。そうすると、体内では何が起こるでしょうか？

食事をしたとき、主食の炭水化物を食べないと、エネルギー源のひとつの糖質が供給されず、あろうことか、筋肉のなかに蓄えられている糖質が消費されてしまうのです。つまり、筋肉がやせ衰えてしまうということです。

ここで、どうして筋肉より先に脂肪がエネルギー源にならないのかと疑問に思った人もいるでしょう。実は、脂肪を分解して燃焼させるのには、とても時間がかかるのです。それよりは筋肉のタンパク質を分解して燃焼させるほうが手っ取り早いというわけです。

それでなくても、高齢になると筋肉量や筋力が低下します。食事量に気をつけ、意識してタンパク質を摂るようにしなければ、筋肉がやせてサルコペニアになり、フレイルに陥ってしまいます。

タンパク質を摂るなら、肉食がおすすめ

タンパク質には、豆腐や納豆などの植物性タンパク質と、鶏肉や牛肉、豚肉などの動物性タンパク質があります。

どちらのタンパク質が効率的に体内に吸収されると思いますか？

すでに説明したように、タンパク質は体内でアミノ酸にまで消化された後、体内に吸収され、再び、身体に必要なタンパク質に合成されます。

アミノ酸スコアで見ると、肉も魚も大豆も高い数値で良質なタンパク質といえますが、消化・吸収という点で見ると、肉のほうがダントツで勝っています。なぜなら、同じ哺乳類である家畜は、生物学的にタンパク質を構成するアミノ酸の組成がヒトと似ているからです。それだけ家畜の肉は、人間の体内で効率的にタンパク質に再合成されやすいということになります。

また、肉は歯で噛みちぎり、しっかり咀嚼しなければなりません。それはあごの筋肉を

鍛え、口腔環境を整えることにもなります。豆腐や白身魚などの柔らかいものばかり食べていると、噛む力も飲み込む力も衰えてしまいます。口の筋肉が衰えると、それが全身の衰えにもつながってしまうので、要注意です（※詳細は第3章で解説します）。

筋肉量や筋力を維持するためには、タンパク質が欠かせませんが、20種類のアミノ酸のすべてが筋肉づくりに使われるわけではありません。利用されるのは必須アミノ酸で、そのなかでも、ロイシンが筋肉づくりに大きく関わっているとされています。

ロイシンには筋肉をつくりやすく、壊れにくくする作用があるのです。また、肝臓の機能を高める働きもあります。ロイシンは肉類、牛乳やチーズなどの乳製品、魚、卵などに多く含まれています。筋肉の衰えやすい高齢者は、とくに意識して摂取してほしいアミノ酸といえるでしょう。

タンパク質には、ビタミンB_6も忘れずに

タンパク質を摂るときに欠かせないもの、それがビタミンB_6です。ビタミンB_6は、栄養素の代謝に関わるビタミンB群のなかでも、タンパク質の代謝に必要な栄養素。食品に含まれるタンパク質からエネルギーを産生したり、筋肉や血液などをつくるときに手助けする働きがあります。

そのため、スポーツをしている人など、筋力増強のためにタンパク質を多く摂っている人ほど、ビタミンB_6がたくさん必要になります。いくらタンパク質だけを多く摂っても、ビタミンB_6がなければ、タンパク質の代謝はスムーズに行われないのです。

ビタミンB_6は腸内細菌でもつくられますが、タンパク質を多く摂るときには食べ物からも摂ったほうがいいでしょう。

ビタミンB_6を多く含む食品には、カツオ、マグロ、サケ、サバなどの魚類、レバーや豚肉、鶏肉などの肉類、ピスタチオやくるみ、ごまなどの種実類、にんにくがあります。

果物では、バナナに比較的多く含まれています。よくアスリートが間食にバナナを食べたりするのを見かけますが、これはバナナがエネルギー源として最適なだけでなく、ビタミンB$_6$を補給する意味でも理にかなっています。ビタミンB$_6$が不足すると、皮膚炎や口内炎、貧血になりやすくなります。また、疲れやすく、食欲不振にもなります。

タンパク質とビタミンB$_6$を効率よく吸収するには、料理を工夫するといいでしょう。たとえば、カツオのたたきににんにくを添えたり、サケをガーリックでソテーしたり、肉の炒め物ににんにくを使ったりすれば、両方の栄養素を1度に摂ることができます。

栄養不足が認知症を招く!?

現在のところ認知症に効く特効薬はなく、症状を遅らせる薬があるだけです。少しずつ症状は進み、最後には死に至ってしまいます。

「認知症になりたくない」という人は多いと思いますが、栄養との関係はどうなのでしょうか？　それについて調べたデータがあるので、紹介します。

東京都健康長寿医療センター研究所の新開省二副所長らが、認知症と栄養指標との関係を調べたところ、赤血球の少なさ、総コレステロール値の低さ、アルブミン値（血清中のタンパク質の濃度）の低さが認知機能の衰えにつながりやすいと報告しています。また、歩幅が狭い人、外出頻度の低い人ほど認知機能が低くなる傾向がみられました。

これらのことから、低栄養の人ほど認知症になるリスクが高くなることがわかったのです。認知機能が低下すると、生活のなかでの活動量も減ります。身体を動かさなくなると脳への刺激も少なくなるため、ますます認知症のリスクを高めてしまうのです。

一般的に、栄養の摂り過ぎで脳の動脈硬化が進み、そのせいで認知症になりやすいといわれています。しかし、日本人の場合、栄養の摂り過ぎよりも、栄養が足りない人のほうが認知症になりやすいという報告もあるのです。

栄養の摂り過ぎによる動脈硬化は、血管のなかが詰まるタイプで、栄養不足による動脈硬化は、血管の壁が弱くなるタイプをいいます。

栄養の摂り過ぎによる動脈硬化には、「血糖値スパイク」と呼ばれる症状が大きく関わっています。私たちの身体は、食後、緩やかに血糖値が上がっていきますが、なかには食後、急激に血糖値が上がり、また正常値に戻る人がいます。この症状を血糖値スパイクといい、糖尿病予備軍ともいうべき人に多く現れます。

血糖値スパイクが怖いのは、急激な血糖値の上昇により有害物質である活性酸素を発生させ、血管を傷つけることです。その傷を修復するために血小板が出動して、かさぶたのようになり、そこにコレステロールなどの脂質がくっつきます。その結果、血管の内側の壁が厚く硬くなり、血栓が詰まって心筋梗塞や脳梗塞を引き起こしてしまうのです。

一方、栄養不足による動脈硬化には、ラクナ梗塞があります。血管の壁が弱くなり、そこが壊死して動脈瘤ができ、それがもとで血管が詰まり、脳梗塞を引き起こします。日本人の高齢者に多く見られる脳梗塞で、東京都健康長寿医療センター研究所を受診した脳卒中の患者約２００人のうち、ラクナ梗塞が脳梗塞の約5割を占めていたという報告もあります。

血管の壁が弱くなると、脳梗塞だけでなく、脳出血を引き起こすこともあります。脳のなかの細い動脈が破れて出血するものを脳内出血といいますが、ラクナ梗塞と脳内出血は、血管の壁が弱くなることで起こり、栄養不足と関連があるといわれています。

ともすると、コレステロールで血管が詰まるというイメージが先行し、肉類の脂質を避ける高齢者が多くいますが、その一方で、栄養不足により血管の壁が弱くなるという事実は見過ごされがちです。高齢期には、栄養過多よりも栄養不足に気をつけるべきだと思います。

ビタミンB12、EPA、DHA、抗酸化物質が認知症を予防する

栄養が認知機能と関係していることは、数多くの研究により明らかになっています。

たとえば、豚レバーやアサリに多く含まれるビタミンB12。これが不足すると、認知症を発症しやすいことがわかっています。2017年には、ビタミンB12の摂取が多いほど、認知機能テストの成績がよいという研究結果も発表されています。

また、認知症予防に効果があるといわれる栄養素に、ＥＰＡ（エイコサペンタエン酸）とＤＨＡ（ドコサヘキサエン酸）があります。ＥＰＡもＤＨＡも、イワシやサバ、アジ、マグロなどの青魚に多く含まれ、魚の摂取量が少ない海外で注目されている栄養素です。

このほか、野菜や果物に含まれるポリフェノールや、お茶に含まれるカテキンなどの抗酸化物質も認知症予防に有効だといわれています。認知症は脳内にアミロイドβタンパクという老人斑が蓄積することにより発症するとされていますが、抗酸化物質にはこのアミロイドβタンパクの蓄積を抑制する働きがあるのです。

抗酸化物質には、ポリフェノールやカテキンのほかに、ビタミンＥ（アーモンドやひまわり油など）、ビタミンＣ（レモンや生姜など）、フラボノイド（大豆や赤ワインなど）などがあります。

２０１６年に発表された研究論文によると、食事と認知症の関係に関わるさまざまな論文をメタ分析（複数の論文の結果を統合して、さらに高次の結論を出すこと）した結果、ビタミンＢ群、不飽和脂肪酸（大豆油、なたね油、ごま油、魚介類など）、抗酸化物質がいずれも認知症のリスクを軽減する傾向があるとしています。

さらに、機能性成分（生活習慣病などの病気予防に効果を発揮する成分）もアミロイドβタンパクの蓄積を抑制することが動物実験で確認されています。機能性成分には、コショウ（ピペリン）やターメリック（クルクミン）、唐辛子（カプサイシン）、生姜（ジンゲロール）などの香辛料があります。

ここに紹介したビタミンB類、不飽和脂肪酸、抗酸化物質、機能性成分は動物実験では有効性が証明されていますが、どれがもっとも効果的なのかはわかっていないのが現状です。どれか1つだけ摂ればいいというのではなく、どの成分も必要で、お互いに複雑に絡み合っているのではないかと考えられています。

栄養が不足すると、免疫機能が弱っていく

仕事が忙しく3度の食事も満足に取れていないとき、風邪気味の人が隣に座っただけで風邪をうつされたという経験をしたことはないでしょうか？

それは栄養不足で免疫力が低下していたのが原因だといえます。低栄養では免疫機能が十分に働かないのです。

免疫の仕組みを説明しましょう。まず、免疫機能には「粘膜免疫」と「全身免疫」の2種類があります。

粘膜免疫では、鼻腔や咽頭、気管支、肺などが外部の空気に触れたときに、空気に含まれている細菌や異物を排除する働きをします。粘膜ではIgAという免疫抗体が分泌され、それが細菌と結合して悪さをしないようにするのです。また、粘膜の表面には繊毛という小さな毛が生えていて異物を外に追い出します。つまり、細菌などが体内に侵入しないようにするわけです。

一方、全身免疫は、体内に入ってしまった有害物質を排除する働きがあります。全身免疫には、IgG抗体のように特異的な有害物質を排除する機能のほか、T細胞やマクロファージなど異物を丸ごと食べてしまう働きをする機能もあります。

たとえば、風邪のウイルスが体内に侵入したとき、侵入したウイルスに対応した特異的な抗体を体内でつくりますが、特異的なIgG抗体をつくるには少し時間がかかるため、風邪を引くと熱や咳などの症状が現れます。その間に体内でＩｇＧ抗体がつくられて、次第に症状が治まっていくのです。

ちなみに、冬に入る時期に摂取するインフルエンザワクチンは、ＩｇＧを増やす働きをします。体内でインフルエンザのウイルスに特異的なＩｇＧ抗体をつくる記憶細胞をつくり、ウイルスが体内に侵入してくると、ウイルスを認識してＩｇＧ抗体が増えてウイルスが悪さをしないようにするのです。

実は、このＩｇＧをつくる能力と密接に関係しているのが、栄養状態の善し悪しなのです。それを証明したのが、東京都健康長寿医療センター研究所による調査でした。

ワクチンによって本当に抗体がつくられているのかどうかを調べるために、約７３０人の高齢者を対象に、「ワクチンを打たない」「１回接種」「２回接種」のそれぞれの段階で血液を採取し、ＩｇＧ抗体の上昇度を観察したのです。

すると、血液中のアルブミンや総タンパクなどの成分が高めの人ほど、抗体が上昇しやすいことがわかりました。つまり、栄養状態のいい人は、ワクチンを打ったときのＩｇＧ抗体の産生が上がりやすい傾向があるということです。また、栄養状態がいいと、ウイルスの侵入を防ぐＩｇＡ抗体の分泌もよく保たれることも示されました。

このことから栄養状態が悪いと、免疫機能を弱めることになり、風邪やインフルエンザにかかりやすく、治りにくくなることがわかったのです。

高齢になったら粗食にするのではなく、栄養価の高い食事をする必要があります。とくに、タンパク質は免疫力を高めるのに必要な栄養素だといわれています。タンパク質が分解されるとアミノ酸になりますが、アミノ酸のなかでもグルタミンやアルギニンが不足すると免疫力が低下すると考えられています。

また、タンパク質だけでなく、ビタミンやミネラルなども免疫力に関わっているとされています。タンパク質を中心にバランスよく食事を摂ることが重要だといえるでしょう。

骨粗しょう症が女性に多いワケとは？

高齢になると筋肉が衰えてきますが、骨ももろくなってきます。平均寿命が延びている分、骨粗しょう症になる人も年々、増えています。
骨粗しょう症とは、骨の強度が低下してもろくなり、骨折しやすくなる病気のこと。いまや骨粗しょう症の患者数は1000万人を超えるといわれ、そのうちの約80％は女性です。年齢で見ると、50歳以上の女性の4人に1人が発症し、80歳になると半数以上の人が骨粗しょう症だといわれています。男性でも70歳を超えると増えてくることがわかっています。

女性に骨粗しょう症が多いのは、出産や閉経により女性ホルモンの分泌が低下するためです。女性ホルモンのエストロゲンには、骨から必要以上にカルシウムが溶け出さないようにする働きがあるのです。そのため、エストロゲンの分泌が低下するとカルシウム不足になり、骨密度が低下して骨がスカスカになってしまいます。

前述したように、骨粗しょう症になると骨折しやすくなり、それが原因で寝たきりに移行することもあります。それだけに早い時期から骨粗しょう症にならないよう気をつけることが大切です。

骨は1度つくられると、一生変わらないように思われますが、実際はそうではありません。ほかの組織と同じように新陳代謝をしています。破骨細胞が古い骨を壊し（骨吸収）、骨芽細胞が新しい骨をつくっているのです（骨形成）。この骨吸収と骨形成のバランスが崩れると、骨密度が減少し、骨粗しょう症を発症してしまいます。

どうして骨が生まれ変わるのかというと、それには理由が2つあります。

ひとつは、人間の生命維持に必要なカルシウムを身体の各組織に送り出す必要があるためです。骨にはカルシウムを貯蔵する働きがあり、体内のカルシウムが足りなくなると骨から送り出し、カルシウムが余ると骨に蓄えられます。そうやってカルシウムの出し入れをするため、常に新陳代謝しているのです。

もうひとつは、古くなった骨を若返らせる必要があるからです。骨も古くなると弾力を失い、もろくなってしまいます。それを防ぐために新しく骨をつくっているのです。

骨密度は子どもの頃から増え続け、20〜40歳半ばでピークを迎えます（最大骨量）。その後、50歳を過ぎた頃から骨密度が低下し、ある限界に達すると骨折を起こしやすくなるのです。最大骨量は人によって異なり、この値を増やすことが骨粗しょう症の予防につながります。

つまり、骨量をたくさん貯金しておけば（ボーンリザーブ）、少しぐらい減っても骨折する心配は少なくなるというわけです。

必要な栄養素を摂って、骨粗しょう症を防ごう！

骨粗しょう症を予防するには、骨量を高めるのが一番。そのためには、ひじき、小魚、ごま、大豆製品など、カルシウムを多く含む食品を摂ることが不可欠です。

前述したように、骨は新陳代謝しており、朝、カルシウムが骨から放出され、夕方からカルシウムを骨に取り入れる仕組みになっています。カルシウムを摂るなら、夕食で十分に摂取するようにしましょう。

さらに、骨の構成成分であるタンパク質の摂取も重要となります。高齢になるとタンパク質が不足しがちになりますから、骨粗しょう症を防ぐためにも日頃から肉や魚、乳製品、大豆などを意識して摂ることが大切です。

また、カルシウムと一緒に摂りたい栄養素に、ビタミンD_3とビタミンＫがあります。これらは骨量を増やすのに大切な働きをしています。ビタミンD_3はウナギ、サンマ、キノコ類などに多く含まれ、腸管からのカルシウムの吸収を促すだけでなく、直接、骨形成を促進する作用もあります。ただし、ビタミンD_3は脂溶性なので、キノコ類を食べるときは、炒め物や揚げ物にして脂質と一緒に摂るといいでしょう。

ビタミンＫもまた骨形成に直接作用し、骨吸収を抑えたり、骨形成を促したりする作用があるとされ、卵や納豆、野菜などに多く含まれています。

ビタミンD_3は食事だけなく、日光浴により皮膚でもつくられます。日中、日に当たることの多い人はそれだけでビタミンD_3が増えますが、高齢になると皮膚でビタミンD_3をつくる能力が低下します。また、外に出歩く機会も少なくなるため、ビタミンD_3が不足しがちです。散歩をするなど、１日１回は太陽に当たり、ビタミンD_3を皮膚でつくるようにしましょう。

また、骨粗しょう症の予防には食べ物だけでなく、運動することも大切です。運動により骨に刺激を与えると、新しい骨をつくる骨芽細胞が活性化するだけでなく、カルシウムを骨から放出する破骨細胞の働きを抑えるので、骨量が増えるのです。

外出した際に早歩きをしたり、散歩をしたり、ラジオ体操やダンベル体操をするなど、運動を日常生活に取り入れるといいでしょう。

最近は、若い人でも朝食を抜いたり、ダイエットをしたりして栄養バランスが崩れていることが多いといわれます。骨がつくられる年代に、カルシウムやタンパク質などの栄養素を十分に摂り入れないと、歳をとってから骨粗しょう症になるリスクが高まります。

骨粗しょう症を防ぐには、若い頃から食べ物に気をつけ、適度な運動をすることが大切ですが、歳をとってからでも運動をすると骨量が増えることがわかっています。高齢になっても栄養価の高い食事と適度な運動を欠かさないようにしましょう。

水煮野菜を使ったレトルト食品で、ミネラル不足に!?

忙しいときに便利なレトルト食品。カレーや牛丼、中華丼、パスタソースなど、その種類も豊富で、湯煎するだけで食べられるというスグレモノです。

しかし、そこに入っている野菜には栄養がほとんどありません。なぜなら、野菜をカットし、それを水で洗って異物を取り除き、色が変わらないようにpH調整剤を入れて、水煮したものだからです。野菜類を水煮にすると、その過程で水溶性成分のビタミンやミネラルが流れ出てしまうのです。

水煮食品というと、透明なパックに入ったタケノコやゴボウ、キノコなどのイメージがありますが、最近では、けんちん汁用の大根やニンジンなどの野菜の水煮もあります。

自分で生のゴボウやナスを切って水に浸すと、アクが出て水の色が変わりますが、水煮のゴボウやナスを水にさらしても透明なままです。つまり、色が出ないほど、水煮されているということです。

こうした水煮の野菜は、お弁当や給食、レストラン、居酒屋などでも使われることがあります。国産のものは少なく、人件費や原材料の安い中国やベトナムなどで、ニンジンやイモ類、キノコ、タケノコ、豆類などを大量に購入し、適当な大きさにカットし、水煮して処理されていることが多いのです。

市販の冷凍野菜のなかにも、水煮した野菜を冷凍したものがあります。水煮してあるので、食中毒になる心配はありませんが、ビタミンやミネラルなどの栄養素がなくなっているのでは本末転倒です。

カット野菜なら大丈夫かといえば、そうでもありません。サラダ用の生野菜でも、サッと湯に通したり、過剰なまでに洗浄してあったりします。なかには、長く鮮度を保つために、徹底的に水洗いした後、塩素で消毒し、変色を防ぐためにビタミンCを添加しているものもあります。便利だと思って、普段から利用しているとミネラル不足になってしまいます。

ミネラルは五大栄養素（タンパク質・炭水化物・脂質・ビタミン・ミネラル）のひとつで、骨などの身体の組織をつくるのに作用したり、神経の働きをよくしたりします。

子どもの発達障害の原因は、ミネラル不足にあるとする専門家もおり、ミネラルを補給することで発達障害が改善されたという事例もあります。大人の場合には、肥満、糖尿病、うつ病などを引き起こすともいわれています。

めんどうだと思わず、生の野菜を買って自分で調理するようにしましょう。

成形肉や加工食品に使われるリン酸塩も、ミネラルを奪う？

安いステーキハウスで提供されている肉のなかには、成形肉というものがあります。これは脂身の多い牛肉をミンチにして、食品添加物のリン酸塩や調味料などを入れて固め、四角にカットしたものです。

また、焼き肉のチェーン店などが扱っている安い牛カルビにも、成形肉が使われていることがあります。脂身の多い部位の肉を集めて、酵素やリン酸塩などを加えてくっつけてあるのです。

これらの成形肉に添加されているリン酸塩は、食材の変色を抑えたり、形を整えたり、口当たりを滑らかにする性質があるため、ほかの多くの加工食品にも使われています。

たとえば、ハムやソーセージもそうです。リン酸塩を添加すると、原料となる肉の水分を保つことができ、柔らかい食感となり、おいしく感じられます。

また、かまぼこやちくわなどの魚肉練り製品にも多く使われています。原料の白身魚をすり身にするときに添加すると、プリプリの食感になるのです。

そのほか、ジュースや炭酸飲料、味噌、漬物、缶詰、珍味類、あん類、パン類などにもリン酸塩が使われています。

このように、リン酸塩は使い勝手のいい食品添加物といえますが、体内に入るとミネラルと結びつきやすいという、困った性質があります。そのため、せっかくミネラルを摂取しても、リン酸塩と結合して体外に排出されてしまうのです。

最近では食品添加物が入っていない加工食品も登場しています。ミネラル不足で体調を崩さないよう、食べるものには細心の注意を払いましょう。

原材料を精製するとミネラルが失われる?

「白砂糖の精白されたものより、黒砂糖やメイプルシロップ、ハチミツを食べたほうが身体にいい」とよく耳にしますが、実際はどうなのでしょうか?

それは製造過程を見てみれば、わかります。

砂糖の原料にはサトウキビ、テンサイ、カエデの木、ナツメヤシなどがありますが、一般的にサトウキビからつくられています。

まず、サトウキビを絞って、不純物を石灰などで沈殿させ、上澄み液を煮詰めたり、真空状態にして水分を除去したりします。これが黒砂糖です。この時点で精白されてはいませんから、ビタミンやミネラルは含まれています。

一方、白砂糖は、途中までの工程は黒砂糖と同じですが、精白・精製する過程でビタミンやミネラルが取り除かれ、糖質の純度を上げていきます。こうして白い砂糖ができあがるわけですが、食品のなかで、唯一、硫酸を使って漂白されています。その硫酸を使った除去過程が不確かで、どんな弊害があるかわかりません。

以上のことから、白砂糖を使うより黒砂糖やメイプルシロップ、ハチミツを使ったほうがいいということになりますね。

私たちが毎日食べている食事に欠かせないご飯も、玄米から白米に精米されています。炊きたての白米のふっくらしたご飯が大好きだという人も多いことでしょう。しかし、白米は胚芽やぬか層が取り除かれてしまうため、ビタミンやミネラルの大半がなくなっています。つまり、栄養のなくなったご飯を食べているわけです。

玄米は硬くて食べにくいというイメージがありますが、最近では玄米をおいしく炊ける炊飯器も登場しています。また、八分づきや五分づきなど、栄養部分を残して精米することもできます。そういったお米を食べるようにすれば、ミネラル不足も解消されるはずです。

精製することでミネラルを失ってしまう食品には、油もあります。油に含まれるミネラルは、酸化しやすい不純物として除去されてしまうのです。そのため、市販されているサラダ油や天ぷら油、ラード（豚油）、ヘット（牛脂）、加工食品に使われる油脂類のほとんどはミネラルを含まない精製油です。

ただし、ごま油は香りが不可欠なので、精製していないものが多いようです。また、落花生油などのナッツ系の油やバターも、精製すると味わいがなくなるので、精製されていません。

精製した植物油は、マヨネーズやドレッシングにも使われています。マヨネーズ党の人のなかには、サラダだけでなく、ご飯にマヨネーズをかけて食べる人もいますが、残念ながらミネラルは摂取できないのです。

外食で食べるランチやお弁当には、よく天ぷらや揚げ物が入っていますが、揚げ油には精製したものが使われています。精製しない良質な油を使った天ぷらは胸焼けをしませんが、精製油で揚げた天ぷらは少し食べただけでも胸焼けすることがあります。ミネラルが含まれているかどうかで、そんな違いもあるのです。

根強い人気のあるオリーブオイルは、粗悪品や偽物も多く出回っています。コールドプレスのエキストラバージンオリーブオイルなら安心です。購入するときには、酸化しにくいグリーンやブルーなどの濃い遮光ボトルに入ったもの、酸度が0・8％以下のもの、産地などの情報が詳しく記載されているものを選びましょう。

ミネラルウォーターで、ミネラルを補給しよう！

スーパーマーケットやコンビニに行くと、いろいろな種類のミネラルウォーターが店頭に並んでいます。ミネラルを補うのに最適な飲料水ですが、どれを選んでいいか迷う人もいるでしょう。ミネラルウォーターには次の4種類があります。

1 ナチュラルウォーター

特定の水源から採水された地下水を利用したもので、沈殿、濾過、加熱殺菌以外の処理をしていません。ナチュラルウォーターのなかには、ミネラル成分が含まれていないものもあります。

2 ナチュラルミネラルウォーター

ナチュラルウォーターのうち、ミネラル成分の含まれている地下水を利用したもの。ナチュラルミネラルウォーターのミネラル成分は、地中の鉱物など自然由来のものにかぎられます。沈殿、濾過、加熱殺菌以外の処理をしていません。いわゆる「天然水」といわれるものは、ナチュラルミネラルウォーターだけです。

③ミネラルウォーター

ナチュラルミネラルウォーターと同じ地下水に沈殿、濾過、加熱殺菌をした上で、さまざまに調整されたもの。オゾン殺菌や紫外線殺菌をしたり、ミネラル成分を人工的に添加したり、何種類かのナチュラルミネラルウォーターを混合したり、水に空気を注入したりされています。

④ボトルドウォーター

蒸留水や河川の表層水など、地下水以外で飲むことのできる水、あるいは地下水でも成分を大きく変化させる処理を行ったものをいいます。処理方法には限定されません。たとえば、東京都水道局が販売している「東京水」は水道水ですが、飲用として市販されているものはボトルドウォーターとして扱われます。

そもそもミネラルとは何かというと、「諸元素」とか「無機質」などといわれるもので、カルシウム・マグネシウム・リン・ナトリウム・カリウム・鉄・亜鉛・銅・マンガン・セレン・ヨウ素・クロム・モリブデン・塩素・フッ素・ニッケル・ケイ素・硫黄・ゲルマニウム・リチウム・パナジウムなどのことです。

これらのミネラルが体内に占める割合は、わずか5・4％ですが、骨や歯を形成したり、神経の伝達に関わったり、神経の働きをスムーズにするなど、私たちの身体の臓器や組織を円滑に働かせるために必要不可欠な栄養素です。ビタミン類もミネラルがなければ、体内でうまく働くことができません。

また、ミネラルは1種類だけ摂取すればいいというものではありません。1つの微量ミネラルがほかの微量ミネラルと相互に関わり合い、作用し合っています。ミネラルバランスが整っていないと、全身の健康を維持できないのです。

ほかの栄養素に比べ、ごく微量の必要量ではありますが、ミネラルがなければ、人間は生きていられないといえるでしょう。

すでに書いたように、私たちがよく食べている食品には、ミネラルがあまり含まれていません。ミネラルウォーターを普段の生活に取り入れれば、ミネラルを補給することができます。

私が理事長を務めている「日本フレイルケア普及医学会」では、ミネラル不足を解消するためにミネラルウォーターを推奨しています。グレイトソルトレイクの塩水湖水を約1年間天日濃縮した、80種類以上ものミネラル成分が確認されたミネラルウォーターで、マグネシウムの含有量は、昆布やわかめの約12倍もの量が含まれています。

こうしたミネラルウォーターなどを上手に取り入れて、ミネラル不足を解消してはいかがでしょうか。

ミネラルウォーターの「軟水」と「硬水」は何が違う?

ミネラルウォーターには「軟水」と「硬水」があります。この違いは、水の硬度によるものです。硬度というのは、水に含まれるカルシウム濃度およびマグネシウム濃度で表される指標で、国により算出基準が異なります。日本はアメリカと同じ基準が広く用いられ、

カルシウム濃度(㎎/l)×2・5+マグネシウム濃度(㎎/l)×4

という計算式になります。

一般的に、硬度100以下を「軟水」、101~300を「中硬水」、301以上を「硬水」としています。

日本の地下水は軟水であることが多く、ヨーロッパはほとんどが硬水です。これは地層の違いによるもので、石灰岩地質で地下水の滞留期間の長いヨーロッパでは、硬度が高い

傾向があります。それに対し、火山国である日本は、花崗岩からミネラル成分が溶け出しにくい上、島国であるため、地下水の滞留期間も短く、軟水傾向が強くなります。

ミネラルの濃度を比べると、硬水のほうが軟水より濃度が高く、カルシウムやマグネシウムを多く含んでいます。その分、しっかりとした飲み当たりです。一方の軟水は、カルシウムやマグネシウムが少ないため、口当たりがよく、柔らかい感じがします。こちらのほうが飲みやすいといえます。

ミネラルの成分によって、ミネラルウォーターの味は変わります。いろいろなミネラルウォーターを試してみて、自分の好みを見つけるといいでしょう。

また、ミネラルウォーターは水道水と違って塩素臭がなく、水道水よりは料理の味や香りを引き立てます。ミネラルウォーターを料理に使う際には、軟水と硬水を使い分けると、たとえば、昆布やカツオを出汁に使う日本料理は、味や香りのじゃまをしない軟水が適していますが、肉をメインに使う西洋料理は、アクを出しやすくする硬水が適しています。

前述したように、日本の土壌はもともとミネラル成分が少ないため、そこでつくられる野菜もミネラル分が少ないといえます。それに加えて、水煮食品や加工食品ばかり食べていたら、ミネラル不足になり、体調を崩してしまいます。

ストレスをためやすい、疲れやすい、風邪を引きやすい、イライラしやすい、集中力がない、などの症状がある人は、ミネラル不足かもしれません。ご飯を玄米にしたり、大根やニンジンなどの根菜類や海藻類を使った料理を多く食すると、こうした症状が治まることも多くあります。

喉の渇きをうるおすだけでなく、料理にもミネラルウォーターを使えば、ミネラルを補うことができます。

食欲不振の原因は、薬の飲み過ぎかも!?

高齢になると、身体のあちこちに支障が出て、複数の医療機関に通うことが多くなります。その結果、たくさんの薬を飲むことになり、その副作用でさらに薬が増えるという悪循環に陥っている人も多くいます。

厚生労働省（厚労省）が「一人の患者が1カ月に1つの薬局で受け取る薬の数」を調べたところ、75歳以上の41・7％が5種類以上の薬を処方され、このうち25・4％の人は7種類以上の薬を受け取っていました。60歳を超えると、7つ以上の薬を処方される割合が増えることもわかりました。

薬の数が増えるにつれて増加するのが副作用です。高齢者では、処方される薬が6つ以上になると、副作用を起こす人が増えることがわかっています。さらに、重症化もしてしまいます。

高齢者に多い副作用は、「ふらつき」「転倒」「物忘れ」の3つです。とくに、ふらつき・転倒は、薬を5つ以上飲んでいる高齢者の4割以上で起きているという報告もあります。高齢者にとって転倒はフレイルになるきっかけになり、寝たきりになる危険性が高まります。寝たきりになると認知症にもなりやすくなります。

物忘れは認知症の症状のひとつでもありますが、薬の多剤併用でも起こることがあります。「最近、物忘れが多くなってきた」という人は、薬をたくさん飲んでいるせいかもしれません。

そのほか、うつ、せん妄（頭が混乱して興奮したり、ボーッとしたりする症状）、食欲低下、便秘、排尿障害などが起こりやすくなります。また、薬を多く飲むと、それだけでお腹がいっぱいになり、食事が食べられなくなる人もいます。

高齢者に副作用が多くなるのは、薬の種類だけに原因があるのではありません。歳をとると薬の効き方が変化することも影響しています。飲み薬を例にとって説明しましょう。口から飲んだ薬は胃や小腸で吸収され、血液に乗って全身に運ばれ、目的の組織に到達すると効き目を発揮します。薬は肝臓で分解されたり、腎臓で処理されたりして、最終的に尿や便、汗などとして体外に排泄されます。

ところが、高齢になると、肝臓や腎臓の機能が衰え、代謝や排泄までの時間がかかるようになり、薬が効き過ぎてしまうことがあるのです。

副作用を起こしやすい薬には、不眠症やうつ病、パーキンソン病、降圧剤、抗てんかん薬などがあります。

高齢者の多剤併用の副作用に関しては、日本老年医学会が「高齢者の安全な薬物療法ガイドライン」を策定したり、厚労省が「高齢者の医薬品適正使用の指針（総論編）」をまとめたりするなど対策が講じられています。

いま、6つ以上の薬を処方されている人は「じゃあ、薬を減らそう」と思うかもしれませんが、自己判断で薬をやめてしまうと症状が悪化する危険性もあります。複数の医療機関にかかっている人は、かかりつけ医や薬局でお薬手帳を見せて相談してみましょう。

第❸章

お口が衰えると身体も衰える

全身の老化につながるオーラルフレイル

オーラルフレイルという言葉をご存じでしょうか？

「オーラル」は直訳すると「口の」「口腔の」なので、オーラルフレイルとは「口腔機能の脆弱」という意味になります。つまり、「口の衰え」を指しているのです。

「え？　口のなかも衰えるの!?」と思った方もいるかもしれません。残念ながら、歳をとれば口のなかも老化します。

考えてもみてください。口が衰えたら、ものが噛めなくなるだけではありません。飲み込む（嚥下機能）、唾液を分泌する、息をする、咳やくしゃみをする、あくびをする、話をする、笑う・怒るなどの表情をつくるなど、さまざまな機能が低下してしまいます。

これらの働きがうまく使えなくなったと感じたら、それはオーラルフレイルの始まりかもしれません。口が衰えれば、ものをうまく噛めなくなり、食べる量が減ったり、柔らかいものばかり食べてしまいます。それが栄養低下につながり、身体的フレイルに陥る危険性が高まります。つまり、口の衰えが全身の衰えにつながってしまうのです（図10）。

もし、次のような兆候があるなら、要注意。オーラルフレイルの前兆です。

□食事のときに、むせたり、こぼしたりする
□硬いものが噛みにくくなった
□以前より滑舌（滑らかな発声）が悪くなった
□以前より舌の力が弱くなった
□口のなかが乾きやすく、口臭が気になる
□歯の本数が20本未満である

いかがだったでしょうか？

この評価項目のうち、3つ以上に当てはまった人はオーラルフレイルといえます。これを放っておくと口腔機能低下症になり、歯科クリニックでの治療が必要になります。さら

図10 フレイルサイクルとオーラルフレイルの関係

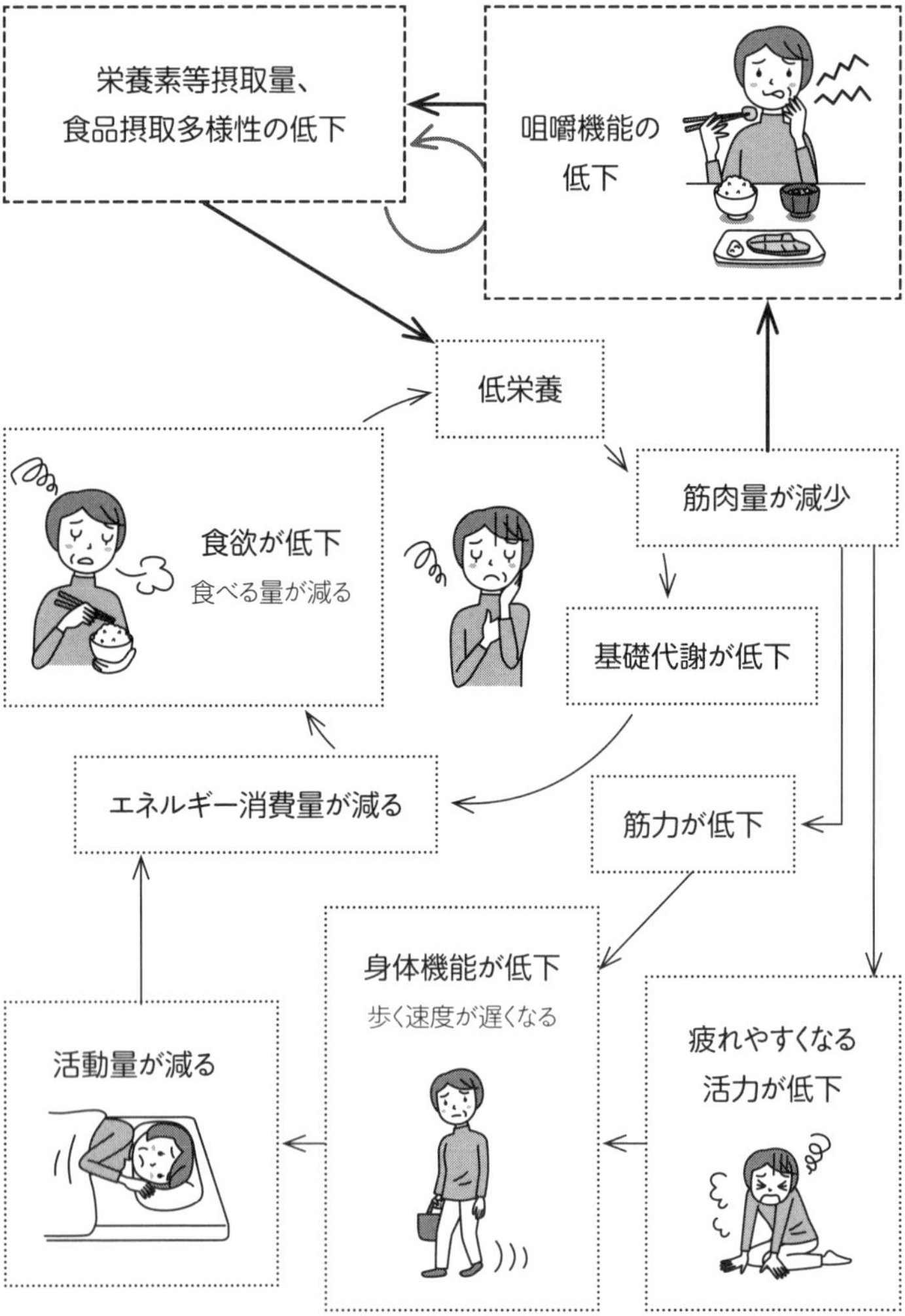

に放置すると口腔機能障害を引き起こします。

口腔機能障害になると、食べ物を噛み砕くのが難しくなり（咀嚼機能不全）、ものや唾液を飲み込むのに苦労します（摂食嚥下障害）。嚥下障害になると、食べ物や唾液が食道ではなく、気道の一部である気管に入り、肺炎になる危険性が高まります（誤嚥性肺炎）。

口腔機能障害になってしまうと、その前の段階である口腔機能低下症に戻ることは難しくなります。オーラルフレイルの段階で自分の口の状態に気づき、それ以上、症状を悪化させないことが大事なのです。

東京大学高齢社会総合研究機構が実施した柏スタディでも、オーラルフレイルが認められた高齢者は、4年後に身体的フレイルになるリスクが2・4倍、サルコペニアになるリスクは2・2倍と、その割合が一気に高まっています。口の健康をおろそかにすると、寝たきりへの道を歩むことになってしまうのです。

しかし、その一方、この調査に参加して自分の状態を知った人のなかには、口腔機能訓練を行い、食生活を改善したり、運動を取り入れたりした人もいます。そうした人たちは、フレイル、オーラルフレイルともに改善されたという結果も示されています。

すでにオーラルフレイルになっている人も諦めずに努力すれば、健康な状態に戻ることはできるのです。

誤嚥性肺炎の予防には口腔ケアが欠かせない

厚生労働省人口動態統計によると、２０１８年の日本人の死因の順位は、がん、心臓病、脳血管疾患、老衰、肺炎と続きます。肺炎で亡くなる人は5番目ですが、４番目の老衰のなかには、肺炎であっても積極的な治療をせず、老衰のプロセスのひとつとみなすこともあり、肺炎により亡くなる高齢者は少なくないといえます。

厚生労働省が行っている年齢調整死亡率（基準となる人口の年齢構成を考慮して補正した死亡率）によると、１９４０年に肺炎で亡くなった人の死亡率は１５４・４（人口10万人対）でした。当時は食糧事情も悪く、若い人でも肺炎で命を落とすような時代だったのです。

その後、国を挙げての健康診断や予防接種の励行、治療薬の開発などにより１９７１年には22・1にまで減少。この頃は、肺炎よりがんや心疾患によって亡くなる人が増加しつつありました。

ところが、日本が高齢化社会に突入した１９７０年代から肺炎による死亡者が増加傾向を示し、２０１３年には97・8にまで増加しています。高齢になればなるほど死亡率が高くなり、肺炎で亡くなる人の97％以上を65歳以上の高齢者で占めています。また、高齢者の肺炎の約70％以上が誤嚥性肺炎だという報告もあります。

誤嚥とは、唾液や食べ物、あるいは胃液と食べ物の混ざった胃の内容物などが気管や肺に入ってしまうことをいいます。誤嚥性肺炎の多くは、眠っているときなどに唾液や胃液などを微量に誤嚥してしまうことで発症します。このとき、口や胃のなかの細菌が入ってしまい、肺炎を引き起こしてしまうのです。

高齢者に誤嚥性肺炎が起こるのは、嚥下機能（食べ物を飲み込み、胃に至るまでの一連の働き）が低下しているからです。嚥下機能に問題がない場合には、気管に物が入りそうになると、激しい咳が反射的に起きます。これが「むせる」仕組みです。そうやって、異物を排除しようとするのです。

ところが、高齢になると、この咳の反射が起こらず、気管に入ってしまいます。そのため、誤嚥性肺炎になってしまうのです。

誤嚥や誤嚥性肺炎を防ぐためには、誤嚥しにくい調理の工夫、食事するときの姿勢、食後すぐに横にならない、といったことのほかに、うがいや歯磨きなどの食事前後の口腔ケアが重要になります。口のなかの細菌をできるだけ減らすことが、肺炎の原因を取り除くことになるからです。

もちろん、肺炎になるかならないかは、日頃の栄養状態にもよります。バランスのいい食事を心がけていれば、免疫力も上がり、細菌に打ち勝つことも可能です。食生活に気をつけ、口腔ケアをきちんとすることが大切だといえるでしょう。

歯の本数が減ると認知症になりやすい!?

あなたの歯は、いま、何本ありますか？

20本以上の歯があれば、食べ物を噛んで食べる能力を維持でき、食生活に不自由を感じないといえるでしょう。なぜ、20本かというと、30年以上前に「一体、何本の歯が残っていたら、不自由なく物が噛めるのだろう」と調査をした結果、20本あれば大体の物が噛めるとわかったからです。

そこで始まったのが「８０２０《はちまるにいまる》運動」です。これは「80歳で20本以上の歯を残そう」という運動で、１９８９年から厚生省（当時）と日本歯科医師会が推進してきました。耳にしたことがある人も多いのではないでしょうか。

その成果はめざましく、「平成28年歯科疾患実態調査」によれば、80歳で20本の歯が残っている人の達成率は51・２％に上っています。この運動の趣旨の通り、歳をとっても歯が残っていれば、食べる楽しみを生涯にわたって楽しむことができるのです。

歯が残っていることは、認知症の予防にもなるとわかっています。それは65歳以上の高齢者を対象に歯と義歯の状態を４年間追跡調査した結果によるもので、性別・年齢・生活習慣に関係なく、自分の歯がほとんど残っておらず、義歯も使っていないグループと、自分の歯が20本以上残っているグループを比べたところ、前グループのほうが認知症を発症するリスクが1・9倍も高いことがわかったのです。

歯がなくなっても、義歯を入れてしっかり物を噛んで食べていれば、脳への刺激になり、おいしい物を食べることで生きる意欲が生まれます。それが認知症の予防につながるのだと思います。

また、福岡県久山町で行われている疫学調査でも、オーラルフレイルなどの要因から社会的フレイルを発症した人は、そうでない人に比べて認知機能が低下するリスクが1・8倍になると報告されています。

オーラルフレイルの予防がいかに大切か、おわかりいただけたでしょうか。

いままで歯医者といえば、虫歯を治療し、歯周病を治すことがメインでしたが、いまは違います。口腔機能低下症が診療・治療の対象になったことで、トータルで口の健康を考え、オーラルフレイルを予防することが大事な役割のひとつになっているのです。

「ここ何年も歯医者に行ったことがない」という人は、ぜひ、受診して歯のチェックをしてもらいましょう。そして、定期的にメンテナンスに行くようにしましょう。それがオーラルフレイルの予防につながります。

噛む能力が低いと寝たきりになりやすい!?

高齢者と健康に関しての研究はいろいろありますが、秋田県南外村（現・大仙市南外地区）の65歳以上の高齢者748人を対象にした興味深い調査報告があります。1992年から6年間にわたって、病歴、入院歴、歯の本数、入れ歯の状態、咀嚼能力などについて健康状態を調べたものです。

その結果、6年間の間に対象者のうち約100人が寝たきり、あるいは準寝たきりになりました。寝たきりになった人とそうでない人を比較・分析したところ、寝たきりになるリスクとして「男性であること」「普通に歩いたときの速度が1秒間に1メートル歩けないほど遅いこと」「咀嚼能力が低いこと」の3つが挙げられたのです。

つまり、寝たきりになるリスクのひとつとして、口腔機能の低下が全身の衰えに結びつくことがわかったわけです。

この調査では、咀嚼能力を調べるのに、1・3㎝四方の硬さの異なるグミを噛んでもらい、30秒間で口のなかで2つに割れるかどうかをやってもらいました。その結果、おもしろいことがわかったのです。

歯がそろっていてもグミを割れなかった人がいる一方、歯がないのにグミを割れた人がいたのです。これは、どういうことでしょうか？

歯がそろっていてもグミを割れなかった人は、歯の噛み合わせが悪く、うまく噛めていなかったことを示しています。それに対して、歯がなくてもグミを割れた人は、歯茎がしっかりしていて、口のなかの筋肉や舌がよく発達していることを意味します。

口のなかでグミを割れた人は、年数が経っても身体が衰えず、元気な人が多いこともわかりました。物を噛んで飲み込む咀嚼能力が高ければ、寝たきりになるリスクが低くなるのです。

これからは歯だけでなく、唇、歯、舌、飲み込みなど、トータルで口の健康を考えることが重要だといえるでしょう。

口の筋肉を鍛えることが大切

身体を鍛えることには熱心でも、口の筋肉を鍛えようと思う人はほとんどいないでしょう。そもそも「口は筋肉でできている」と意識したこともないのでは？

実は、口の入り口である唇、舌、頬、すべては筋肉で動いています。当然、筋肉が衰えれば、物を食べたり、話をしたりするのにも支障が出てきます。

高齢になると滑舌が悪くなったりしますが、これは舌の筋肉が衰えているせいです。舌を滑らかに動かすには、筋肉が十分に発達していることが重要なのです。そうでないと舌の動きが悪く、はっきりと発音ができなくなります。とくに、サ行、タ行、ラ行は発音しにくく、友人などから「聞き取りにくい」といわれてしまいます。

また、英語のRの発音は、日本人が苦手とするものですが、これには理由があります。R

は、舌を喉の奥のほうに近づけるように発音しなければなりませんが、日本語の発音で同じような舌の動きをするものはありません。そのため、うまく舌を動かすことができず、RとLの発音が同じになってしまうのです。

口呼吸をしている人も、滑舌が悪くなります。口呼吸は普通の人よりも口を閉じる力が弱くなっているために起こります。呼吸が浅くてボソボソとした話し方になるのです。口呼吸をやめるだけでも、滑舌はよくなります。

また、口呼吸をしていると、免疫力が低下したり、感染症のリスクが高まるといわれています。口呼吸がクセになっている人は、意識して鼻呼吸をするようにしましょう。舌を上あごの前歯の裏側に置くようにすると、口を閉じることができるようになります。

噛む力が弱くなると、つい柔らかい物ばかり食べてしまいますが、これでは咀嚼力が低下する一方です。そのままにしていると、口腔機能低下症になってしまいます。口の筋肉を鍛えるためにも、レトルト食品や調理パン、うどんやそばなどではなく、噛みごたえのあるニンジンやキャベツ、大根などの野菜や、餅、玄米、肉、みりん干しなどを食べるようにしましょう。

外出が以前より減ったり、人と会うことが少なくなる社会的フレイルも、口の筋肉を衰えさせる要因になります。人と話すことが少なくなると、唇や舌を動かすことも減り、筋肉が衰えてしまうのです。

1人暮らしで1人でご飯を食べることの多い人も話す機会が減るため、口の機能が衰えます。誰かと一緒にワイワイ話をしながら食べると、口もよく動かすし、気持ちも明るくなります。食べ物もおいしく感じられることでしょう。

最近は子どもたちのあごが細くなっていますが、あまり喜ばしいこととはいえません。昔に比べて柔らかい食べ物が増えているため、あごの発達が十分でなく、歯が生えるすき間が狭くなってしまうのです。実際、歯の本数が少ない子どももいます。

歯が生えそろっていないと、左右に動かしたり、歯ですりつぶしたりできず、タケノコなどの繊維質の多い食材や筋のある赤身肉などが食べにくくなります。柔らかい食べ物はすりつぶす必要がないため、あごを左右に動かす筋肉が発達しないのです。給食を残してしまうのは、好き嫌いもありますが、噛みきる力がないせいでもあります。

小顔であごがほっそりしている若者がかっこいいといわれますが、オーラルフレイルの予防からすると、あごが張っている人のほうがいいといえます。

舌がきちんと動かないと飲み込めなくなる?

普段、何気なく食事をしたり、デザートを食べたりしていますが、物を食べるのに必要なのは唇や歯だけではありません。舌も重要な働きをしています。

たとえば、肉を食べたとしましょう。まず、前歯で肉を噛み切り、舌で肉を左右どちらかの奥歯に送ります。右の奥歯で何十回か噛んだら、今度は左の奥歯に送られ、また噛みます。これも舌がうまく動くことで左右の奥歯に肉が送られるのです。肉がちょうどいい具合に小さく噛み砕かれたら、舌が喉の奥へと押し込みます。

舌の動きがスムーズでなければ、食べ物を飲み込むことはできず、食道に送ることができなくなります。それを無意識のうちに、おしゃべりをしながら行っているのですから、舌はまさに縁の下の力持ちといえるでしょう。舌がなくては食べることもままならないのです。

舌もまた筋肉でできています。口のなかの筋肉が衰えれば、舌の動きも鈍くなってしまいます。うまく飲み込めないなどの症状が現れたら、それはオーラルフレイルの兆候です。第5章で紹介する「あいうべ体操」や「パタカラ体操」などを試しましょう。

最近のデータによると、舌圧（舌の力）が30ｋＰａ《キロパスカル》平均あれば、骨格筋も比例して増えるといわれています。つまり、舌圧のある人は、身体全体の筋肉も発達しているということになります。舌圧は、全身の筋肉の状態を知るバロメーターにもなるというわけですね。

咀嚼力がアップすると健康寿命が延びる？

歯の本数が減ったり、噛む力が弱くなると、食卓に食べやすいものばかりが並んでしまいます。つまり、パンや麺類など柔らかいものばかり食べるようになってしまうのです。それは前述したように、噛む力を弱くさせます。

噛む力が弱くなると、身体の筋力も衰えてきます。それを明らかにしたのが、噛む能力とサルコペニアの関連についての研究です。高齢者761人を対象に咀嚼判定ガム（2分間、ガムを噛んだ後の色の変化で咀嚼力を判定するもの）を噛んでもらい、咀嚼力の高いグループと低いグループに分けて、サルコペニアを発症する割合に差があるかどうかを検証したのです。

その結果、咀嚼力の低いグループでサルコペニアの発症率が高いことがわかりました。なぜかといえば、噛む力が弱いと、柔らかいものばかり食べるようになるため、食品の数が限定され、必要な栄養素が足りなくなってしまうからではないかと考えられています。

たとえば、パンや麺類を考えてみましょう。主菜や副菜のあるご飯食に比べて、食品の数が少なく、タンパク質、ビタミン、ミネラルなどの摂取量が足りません。その結果、筋肉をつくるタンパク質などの栄養素が足りなくなってしまうのです。

サルコペニアにならないようにするためには、咀嚼能力を維持することが大切になります。つまり、何でも噛めることが大切だということです。

では、どの程度、噛める力があるといいのでしょうか？

65歳以上の高齢者5000人を対象にしたアンケート調査で、咀嚼可能な食品について質問したところ、「さきいか・たくあんを食べられる」と答えた人が約7割、残りの約3割の人が「さきいか・たくあんを食べられない」と答えました。

「さきいか・たくあんを食べられる」グループの咀嚼能力を5とし、それ以外の「さきいか・たくあんを食べられない」グループの咀嚼能力を4として平均余命（その年齢から亡くなるまでの期間）と健康余命（その年齢から健康で普通の日常生活を送れる期間）を比較すると、平均余命に関しては、65歳の時点でのみ、明らかな差が認められました。

一方、健康余命に関しては、すべての年代（65歳・70歳・75歳・80歳・85歳）で明らかな差が認められ、65歳代では2・8年、75歳代で2・2年、85歳代でも1・4年、健康でいられる期間が長いと報告しています。

つまり、「さきいかやたくあんが食べられる」ような口の健康を維持することが、寝たきりにならずに元気でいられるということになります。柔らかいものばかり食べずに、硬い食べ物も含めて、いろいろな食品を食事に取り入れるようにしましょう。

オーラルフレイルが進行する前に予防しよう！

「最近、よくむせるようになった」

「口が渇きやすい」

「しゃべりにくくなってきた」

などというような症状が現れたら、オーラルフレイルが始まっている証拠。前述したように、オーラルフレイルを放っておくと、全身のフレイルにつながってしまいます。

オーラルフレイルがどのように進んでいくのか、見てみましょう。


【第１段階】口のなかの症状に無自覚な段階

- 歯茎が腫れて痛みがあり、食べ物が噛めない
- 歯が抜けてしまい、食べ物がうまく食べられない
- 家族や友人から口が臭うと注意された

●食べ物を噛みにくいことがあるが、我慢している

このような症状があったら、歯医者に行きましょう。これらの症状があるのに放置していると、虫歯や歯周病になり、口腔機能が衰えてきます。些細なことだと自己判断をするのはやめましょう。

【第2段階】オーラルフレイルに突入した段階

●以前のようにスムーズに話せなくなった（滑舌の低下）
●普通に食べているのに、食べこぼしたり、むせたりすることがある
●弾力のある肉や繊維質のタケノコなど、噛めないものが増えてきた

このような症状が見られたら、オーラルフレイルといえます。日常生活に支障を感じない程度であっても、放っておくとオーラルフレイルが進行してしまいます。食欲が低下したり、食べられるものが減ると、栄養低下につながり、全身のフレイルに移行してしまいます。

【第3段階】身体的なフレイルに突入した段階

●豆腐や白身魚など、柔らかいものしか噛めなくなってきた
●舌が思うように動かず、十分に噛めなくなった
●以前に比べ、食べる量が少なくなった

このような症状が現れたら、要注意です。こうした症状を放置していると、筋肉が衰え、サルコペニアを発症してしまいます。また、低栄養や代謝量の低下なども顕著になってきます。

【第4段階】重度のフレイル期といえる段階

●固形の食べ物をうまく噛めなくなった
●食べ物を飲み込もうとしても、うまく飲み込めない
●ここ半年で目に見えてやせてきた
●病気でもないのに、いつも疲れているような気がする
●ゆっくりとしか歩けなくなった

このような症状が現れたら、すでに重度のフレイルといえます。フレイルの症状である摂食嚥下障害、咀嚼機能不全などが見られ、要介護状態に移行しつつあるといえます。

以上、4つの段階のうち、第2段階からオーラルフレイルと判断していいでしょう。第1段階での口の状態の変化を無視していると、機能低下が口から全身に広がっていきます。そして、要介護状態、寝たきりへとつながってしまうのです。

第2段階で「歯科検診に行く」「筋力の低下を防ぐために、タンパク質を意識的に摂取する」「運動をして筋力をつける」「社会性を高め、人とよくしゃべるようにする」といったことを意識しましょう。そうすれば、第1段階に戻ることができます。

第3段階でも第2段階に戻ることはできますが、段階が進むほど、戻るのが大変になります。早く口の状態に気づき、対処することが必要です。それが健康寿命を延ばすことにつながるのです。

「パ・タ・カ」テストで、オーラルフレイルのチェックをしよう！

自分がオーラルフレイルになっていないか心配な人は、滑舌をチェックする「パ・タ・カ」テストをやってみましょう。

これは口腔機能のなかでも、唇と舌の動きの滑らかさや速度を見るものです。それぞれの発音には、次のような意味があります。

「パ」は、唇の素早い動きがポイント。唇の筋力がないと、しっかりと噛んで食べるのに支障が出てしまいます。

「タ」は、舌の先端部分がよく動き、上あごにつくことがポイント。それがうまくできないと上手に飲み込むことが難しくなります。「タ」をうまくいえる人は、滑舌もいいといえるでしょう。

「カ」は、舌の奥の部分の動きがポイント。滑らかに動かないと食べ物を食道にスムーズに送れなくなってしまいます。

では、「パ・タ・カ」テストをやってみましょう。

まず、紙と鉛筆、ストップウォッチ（スマートフォンに付属のストップウォッチでもOK）を用意します。「パ」「タ」「カ」をそれぞれ5秒間ずつ、できるだけ早く、はっきりと発音し、何回いえるかを数えます。

その際、1回発音するたびに紙に鉛筆で点を打ちます。点の数を数えて、それを5で割ります。それで1秒あたり何回、発音できたかがわかります。

さあ、何回できたでしょうか？

1秒あたり6回以上、発音できたらオーラルフレイルの心配はありません。6回未満の人は、口の周りの筋肉が衰えている可能性があります。普段から口や舌をよく動かすようにしましょう。

用意するもの

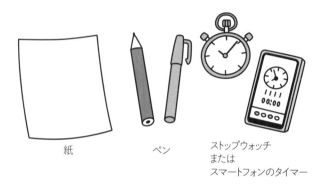

紙

ペン

ストップウォッチ
または
スマートフォンのタイマー

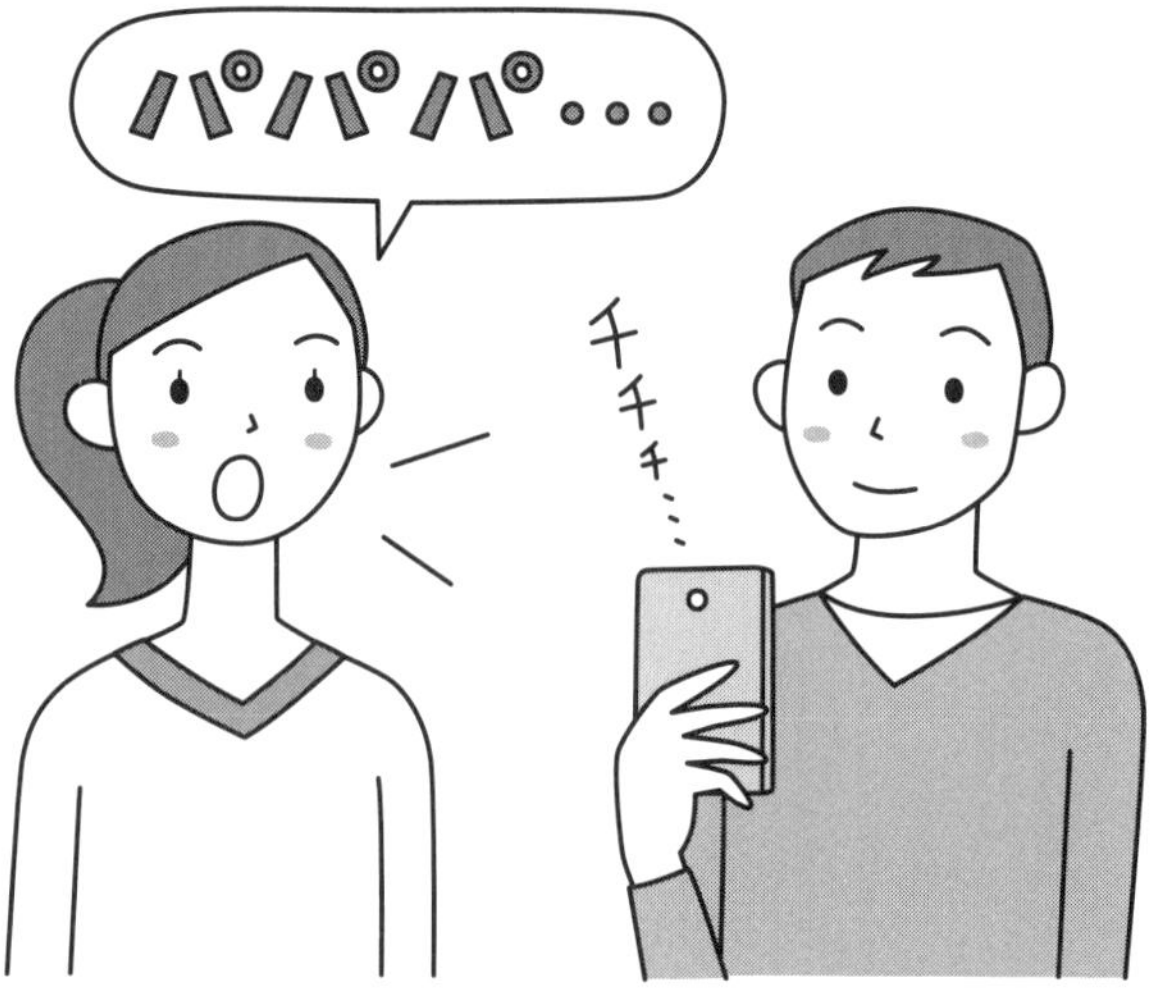

歯が痛くなくても定期的に歯医者に行こう！

歯医者というと、キーンという歯を削る音と頭のてっぺんに響くような痛みを思い出す人も多いと思います。そのため、歯が痛くても我慢したり、歯茎から血が出ても、「まあ、いいや」と放置してしまいがちです。

しかし、虫歯や歯周病を放っておくと、ものが食べられなくなり、低栄養を招いてしまいます。たとえ、虫歯や歯周病がなくても、歳をとると、硬いものが食べられなくなったり、飲み込むのがつらくなったりします。

こうした口腔内の機能低下を見過ごしていると、いつの間にか身体的フレイルに進んでしまいます。オーラルフレイルは身体的フレイルの始まりなのです。ここで、オーラルフレイルに気づいて対処すれば、身体的フレイルを予防することができます。

それには、第4章以降で紹介する予防法を自分で実践するほかに、定期的に歯医者で歯の状態をチェックしてもらうことが重要になります。歯が痛くなくても、受診してください。自分の口のなかの状態を知ることがオーラルフレイル、ひいては身体的フレイルの予防につながるのです。

第4章

社会性を保つことがフレイルを予防する

フレイルの予防に欠かせない3つの柱

第1章で紹介したイレブン・チェックにも出てきた項目ですが、フレイルにならないようにするためには「栄養（食・口腔）」「運動」「社会性（心）」の3つの柱が重要です。これらに気をつけて日常生活を送ることが健康寿命を延ばす秘訣といえます。

「栄養（食・口腔）」の大切さは、いうまでもありません。第2章で書いたように、普段の食事の内容によってはフレイルを招いてしまいます。自分ではきちんと食事を摂っているつもりでも、タンパク質を十分に摂っていないと新型栄養失調になってしまうのです。栄養失調になってしまったら、身体に力が入らず、日常生活に支障が出てしまいます。

また、口の機能が衰えるオーラルフレイルになると、サルコペニアになりやすく、寝たきりになるリスクも高くなります。「80歳で20本の歯を残すこと」「高齢になっても硬いものを食べられること」「食べ物をスムーズに飲み込めること」が身体の衰えを防ぐことにつながるのです。

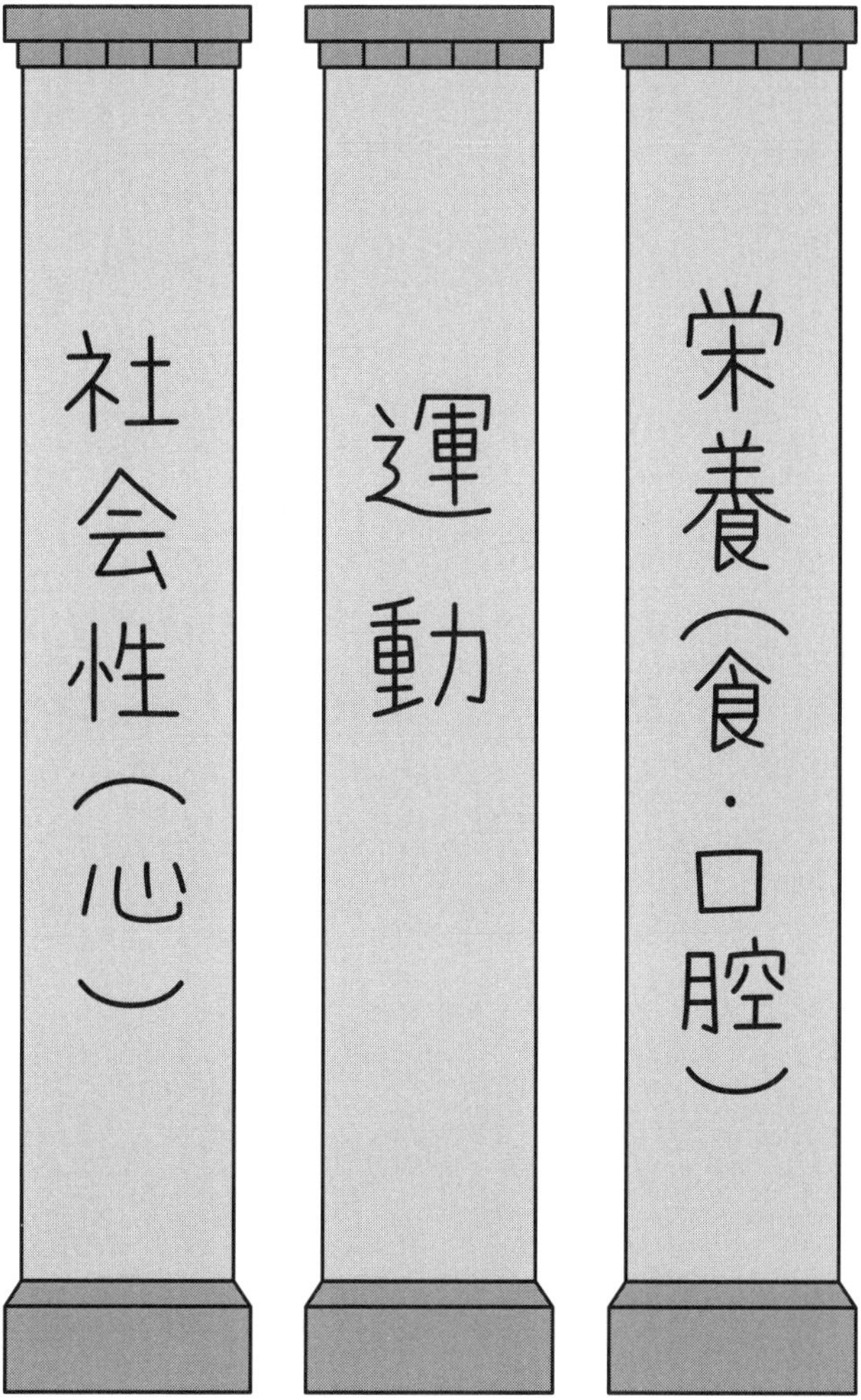
社会性（心）
運動
栄養（食・口腔）

「運動」は、健康を維持するのに大切な役目をしています。「指輪っかテスト」でわかるように、ふくらはぎの細い人は筋肉が減少していることを意味し、サルコペニアになっているか、その予備軍であるとされます。サルコペニアを放置しておくと、どんどん筋肉が衰え、歩くこともままならなくなります。普段から身体を動かしたり、外に出て活動したりすることがフレイルを防ぐことにつながるのです。

「社会性（心）」は、趣味のサークルに参加したり、人と会ったりすることの大切さを示しています。歳をとると外出したり、人と会うのがおっくうになったりしますが、出歩かなければ運動量が減ることになるし、人と会わなければ、刺激が少なくなって心の元気さが失われてしまいます。そこからフレイルに移行することもあるので、注意が必要です。

これら3つの柱を保つことができれば、高齢になっても身体の衰えを防ぐことができます。フレイルになるときには、これらが絡み合って進行していくのです。この3つの柱を意識して生活することが大事だといえるでしょう。

社会とのつながりの欠如が「フレイル・ドミノ」の始まり

「身体が丈夫だから、フレイルにはならない」と胸を張る人がいます。確かに身体が健康ならフレイルにならないと思いますよね。ところが、そうではないのです。

実は「社会とのつながり」をなくすことが、フレイルになるきっかけとなることが多いのです。たとえば、会社を定年退職したり、骨折して家から出なくなったり、親しい友人が遠方に引っ越したり、趣味の習い事やサークルをやめてしまったり、配偶者が亡くなって1人で過ごすことが多くなったりと、さまざまなきっかけで社会とのつながりが希薄になることがあります。こうした状態を「社会的フレイル」といいます。

その結果、何が起こるでしょうか？

そうです、家に閉じこもりがちになってしまいますね。そうすると、運動不足になるだけでなく、友人などとおしゃべりする機会も減るため、気分転換することもできず、家でボーッと過ごすことになってしまいます。

このような生活をしていると、顔を洗ったり、着替えたり、歯を磨いたりといった生活の規範も乱れてきます。気分がどんどん落ち込み、うつ状態になってしまったり、脳への刺激が減って認知機能が衰えたりします。

食べるものも、パンやおにぎりなど、コンビニで簡単に買えるようなものばかりになりがちです。これでは栄養状態も悪くなり、柔らかいものばかり食べるので、口腔機能も衰えます。こうした状態が続くと、さらに動くのがおっくうになり、活動量の低下により、ついにはサルコペニアを発症してしまいます。

たとえ健康に自信があったとしても、社会的フレイルに陥ると、まるでドミノ倒しのように心や身体の健康を崩して身体的フレイルになり、最後には寝たきり一歩手前のフレイルになってしまうのです。

会社を定年退職しても、地域のサークルに参加したり、友人と映画館や美術館に行ったり、電話でおしゃべりしたり、積極的に社会参加する習慣をつくることが、フレイルの予防には欠かせないといえるでしょう。

「運動すれば健康になれる」はウソだった!?

健康のために何かしようと思ったとき、真っ先に浮かぶのが「運動」でしょう。近所のスポーツジムに通うか、ウォーキングをするか、自宅で筋トレやストレッチをやるか、あれこれ頭を悩ませるのではないでしょうか。

ところが、運動をすれば健康になれるかというと、どうもそうではないらしいのです。東京大学高齢社会総合研究機構の飯島勝矢教授らが、サルコペニアの発症と運動、栄養（食・口腔）、社会参加の関係を調べた結果、おもしろいことがわかりました（図11）。「運動」「栄養」「社会参加」の3つとも○印の人がサルコペニアになりにくく、3つとも×印の人がサルコペニアになりやすいのは当然のことといえますが、図の真ん中あたりの「運動」だけが○印の人と、「栄養」「社会参加」の2つが○印の人とでは、あまり差がないことがわかったのです。

また、第1章で紹介した柏スタディの調査でも似たような報告がされています。それは

図11 サルコペニアの発症と運動・栄養・社会参加の関係

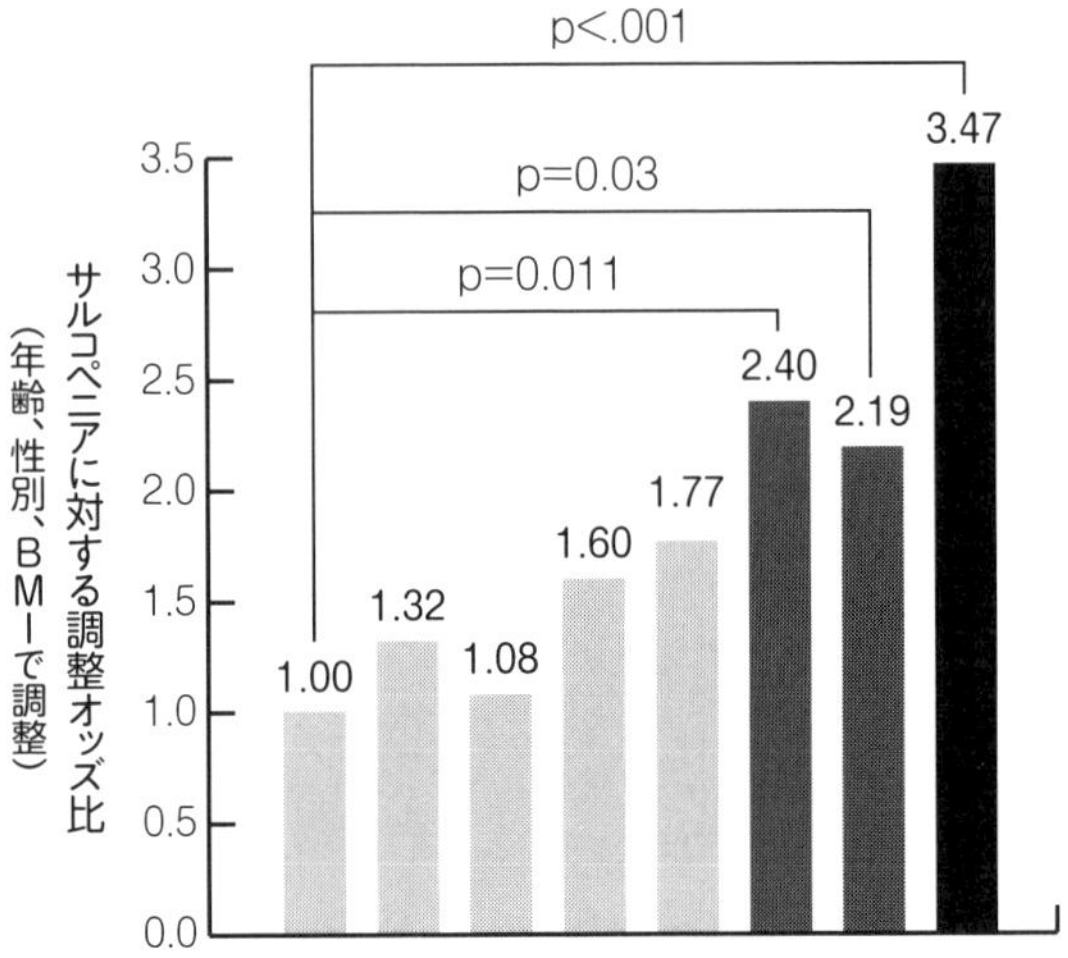

運動	○	○	○	○	×	×	×	×
栄養（食・口腔）	○	○	×	×	○	○	×	×
社会参加	○	×	○	×	○	×	○	×

運動○	1回30分以上の汗をかく運動を週2日以上、1年以上実施している
栄養（食・口腔）○	ほとんど毎日4食品群以上食べている and さきいか・たくあんぐらいの硬さの食べ物が噛める
社会参加○	サークルや団体などの組織・会に2つ以上入っている

出典：『東大が調べてわかった衰えない人の生活習慣』飯島勝矢・著（KADOKAWA）

5万人の健康な高齢者を対象に、次の3つの活動状況とフレイルになるリスクの関連について調べたものです。

①運動など、定期的な身体活動を行っている
②囲碁や将棋などの文化活動を行っている（運動はさほど行っていない）
③ボランティアや地域の活動を行っている

その結果、①の運動だけやっているという人と、②③の文化活動とボランティア活動をやっているという人を比べると、運動だけやっている人のほうがフレイルになるリスクが高かったのです。

これはどういうことでしょうか？

おそらく文化活動やボランティア活動などを行っている人は、スポーツなどの運動はしていなくても、日頃から電車に乗ったり、歩いたり、自転車に乗ったりしていると思われます。つまり、筋トレやストレッチなどをしていなくても、日常生活のなかで身体を動か

しているのです。

それに対して運動だけやっている人は、その回数が少なかったり、友人と会って話をするという社会性がまったくない可能性があります。

以上の2つの調査結果から、「運動をすれば健康になれる」という定説は覆されたことになります。運動よりも積極的に社会参加するほうが、よほど健康にはいいということなのです。

だからといって、まったく運動をしなくてもいいということではありません。やらないよりはやったほうがいいに決まっています。とはいえ、この調査結果は、運動が苦手だという人には朗報といえるでしょう。

好きなことをやって、ソーシャル・エイジを延ばそう!

世の中には、80歳を過ぎても元気に過ごしている高齢者がたくさんいます。そういう人たちを見てみると、長年、社交ダンスをやっていたり、囲碁や将棋を楽しんだり、カラオケで大きな声で歌ったり、ボランティア活動をしたりと、趣味や社会活動に精を出しています。こうした人たちは自分の歳など気にしていません。好きなことをやって充実した日々を送っています。

つまり、実年齢より社会的な年齢＝ソーシャル・エイジがとても若いのです。ともすると「もう、歳だから」と何かをやろうとすることに躊躇する人がいますが、実年齢は関係ありません。自分がやりたいこと、楽しいと思えることをやればいいのです。それが健康寿命を延ばすことにつながります。

ソーシャル・エイジを若返らせたいなら、自分の興味のあることにトライしてみましょう。その際、注意したいことがひとつ。できれば1人でやるのではなく、友人を誘いましょう。2人、3人と多ければ多いほど、楽しい時間が増えていきます。

たとえば、カラオケを1人で心置きなく歌いたいという人もいるでしょうが、数人で行けば、大いに盛り上がります。一緒に声を張り上げて歌ったり、つられて何曲も歌ったりすれば、楽しさも倍増間違いなし。

人と関わることで社会性が広がり、心が生き生きとしてきます。友人と笑い合ったり、おしゃべりしたりすることで気分転換になり、口の筋肉も鍛えられます。大きな声で歌えば、消費エネルギーもアップし、身体を動かしたような充実感も得られます。

カラオケには認知症を防ぐ効果もあるといわれます。大きな声で歌うことで、脳の認知機能に関わる部分の血流がよくなり、気持ちよく歌うことで脳内ホルモンの分泌も活発になるのです。それが認知機能の向上を促すと期待されています。新しい歌を覚えることも脳への刺激となり、認知機能を鍛えることになります。

カラオケのあとには食事をしたり、お茶をしたりと楽しい時間が続きます。きっと、食欲も増すことでしょう。１人で食事をするよりは、何人かで食事をするほうがおいしく感じられます。いつもよりたくさん食べられるかもしれません。

近所の集会場で健康体操教室などをやっているなら、思い切って参加してみましょう。身体を動かすことで気分転換になるだけでなく、そこで知り合った人たちとおしゃべりすることも楽しいひとときになるはずです。

積極的に社会参加し、ソーシャル・エイジを延ばしましょう。それが社会的フレイルの予防になり、身体的フレイルを遠ざけることにつながります。

1人で食べる「孤食」を減らそう！

1人暮らしをしている人や、家族と暮らしていてもみんなと生活のリズムが違うという人は、食事を1人で食べることが多くなります。1人で食べる食事は味気なく、ただ黙々と食べるだけ。それに対して家族や友人と食べる食事は会話もはずみ、食欲も増します。

さて、あなたはどちらでしょうか？

柏スタディでは、誰かと一緒に食事をする「共食」の人と1人で食事をする「孤食」の人のグループに分け、どちらがフレイルになるリスクが高くなるかを調べています。調査の対象となったのは、次の4つのグループです。

①家族と暮らしている高齢者（夫婦で、また子ども夫婦と）

[2]1人暮らしの高齢者
[3]家族と暮らしているが、食事を1人でしている高齢者
[4]1人暮らしだが、時々、家族や友人と食事をしている高齢者

[1]の「同居家族がいて共食の人」を基準にした場合、[2]の「1人暮らしで孤食の人」はうつ傾向、低栄養ともにリスクが1・5倍になりました。これは予想通りといえますが、驚いたことに、[3]の「家族と一緒に暮らしているのに孤食の人」は、うつ傾向が4・1倍、低栄養は1・6倍にもなったのです。

さらに、[3]のグループのなかには「同居家族がいるのに1日3食とも1人で食べる」という孤食の人が約5％いましたが、その人たちは栄養状態、口腔機能、身体機能、精神面のすべてがほかのグループより評価が低くなったのです。

一方、[4]の「1人暮らしでも共食の人」は、うつ傾向が0・78倍、低栄養になる確率は0・88倍と、ほかのグループに比べてリスクが低くなっていました。

これらの結果から、家族と一緒に暮らしているのに孤食という人が、もっともフレイル

になりやすいことがわかったのです。1人暮らしで孤食の人より、ずっと孤独感が強いということでしょう。味気なく、わびしい食事をしている様子が目に浮かびます。これでは食欲もわかず、低栄養になってしまうのもしかたがありません。

これまでは1人暮らしの高齢者がもっともフレイルになりやすいと考えられ、各自治体もそうした視点で高齢者対策をしていたところが多かったと思います。

しかし、柏スタディの結果は予想を裏切るものでした。考慮する必要があるのは、1人暮らしかどうかではなく、孤食かどうかということだったのです。

たとえ1人暮らしであっても、友人やサークルの仲間と食事をする機会が多ければ、食べることが楽しくなります。1人で食べるのとは違い、食欲も増して栄養状態がよくなることは想像にかたくありません。

それに対して、孤食の人は食べるものがワンパターンになりやすく、栄養のバランスが悪くなります。また、1人で食べても義務的に食べているだけで、おいしいとも何とも感じられないでしょう。

社会参加がフレイルのリスクを下げるように、食事のときも人とコミュニケーションを取りながら食べることが健康長寿につながるといえます。

家族と一緒に暮らしているのに孤食だという人は、せめて朝食を一緒に食べるとか、週末に家族全員で食卓を囲むなどの工夫をしてみてはいかがでしょうか。

1人暮らしの人も、友人とランチを一緒にしたり、近所に茶飲み友だちをつくって食事をともにしたりするなど、付き合いの幅を広げるといいでしょう。

第5章

フレイルは
こうすれば、防げる！

これならできる！ 3つの簡単フレイル予防法

第1章で紹介した「指輪っかテスト」で、ふくらはぎにすき間ができるという人は、筋肉量が減少していたり、筋力が衰えている可能性があります。そのままにしておくと、サルコペニアと診断され、寝たきりになる一歩手前のフレイルになる危険性があります。「指輪っかテスト」で黄信号がともった人は、単に筋肉量が落ちているだけではありません。それにともない、身体能力が低下していたり、食べている食品の数が少なくて栄養不足に陥っていたり、口のなかの状態がよくなく、飲み込む力などが衰えている可能性もあります。外出するのがおっくうだったり、人と会うことも少ないという人は、ますますフレイルになるおそれが高くなります。

「ああ、どうしよう。寝たきりになってしまう」と頭を抱えたあなた、諦めるのはまだ早い！ いまからフレイル予防に取りかかりましょう。自分の身体の状態に気づいたときがフレイル予防の第一歩なのです。

とはいえ、「いままで運動をしたこともないし、食事を変えるのもめんどう」という人もいるでしょう。そんなあなたにおすすめな方法があります。とても簡単なやり方で、誰でもすぐに実行できます。まずは、次の3つを日常生活に取り入れることから始めてください。

【1】1日1回、口を大きく開けよう！

歳をとると身体が老化するだけでなく、口の筋肉も衰えます。それが第3章で説明したオーラルフレイルです。

たとえば、家にこもりがちで、人と会うことも少なくなると、おしゃべりする機会も減ってしまいます。すると、どうなるでしょうか？

口を閉じたままでいると、口の筋肉が衰えてしまいます。人と話すことは脳を刺激したり、精神的な喜びにつながるだけでなく、口の機能を鍛える働きもあるのです。

口を動かさないと、舌の動きが鈍くなったり、唇が動きにくくなったりします。その結果、飲み込みや滑舌が悪くなったりすることもあります。嚥下機能が低下すると、誤嚥性

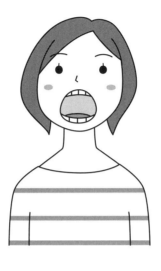

肺炎になる危険性も高くなるので、注意が必要です。

そうならないために、後述するような口の体操がいくつかありますが、ウォーミングアップの意味で、すぐにトライできる方法を紹介します。

それは、大あくびをするように口を大きく開け、「あー」と声を出すこと。

これだけです。さあ、いますぐやってみましょう！

朝起きたときや夜寝る前など、自分でやるタイミングを決めるといいでしょう。朝昼晩の食事が終わったときでもいいと思います。思いついたときにやってもＯＫ。毎日、忘れ

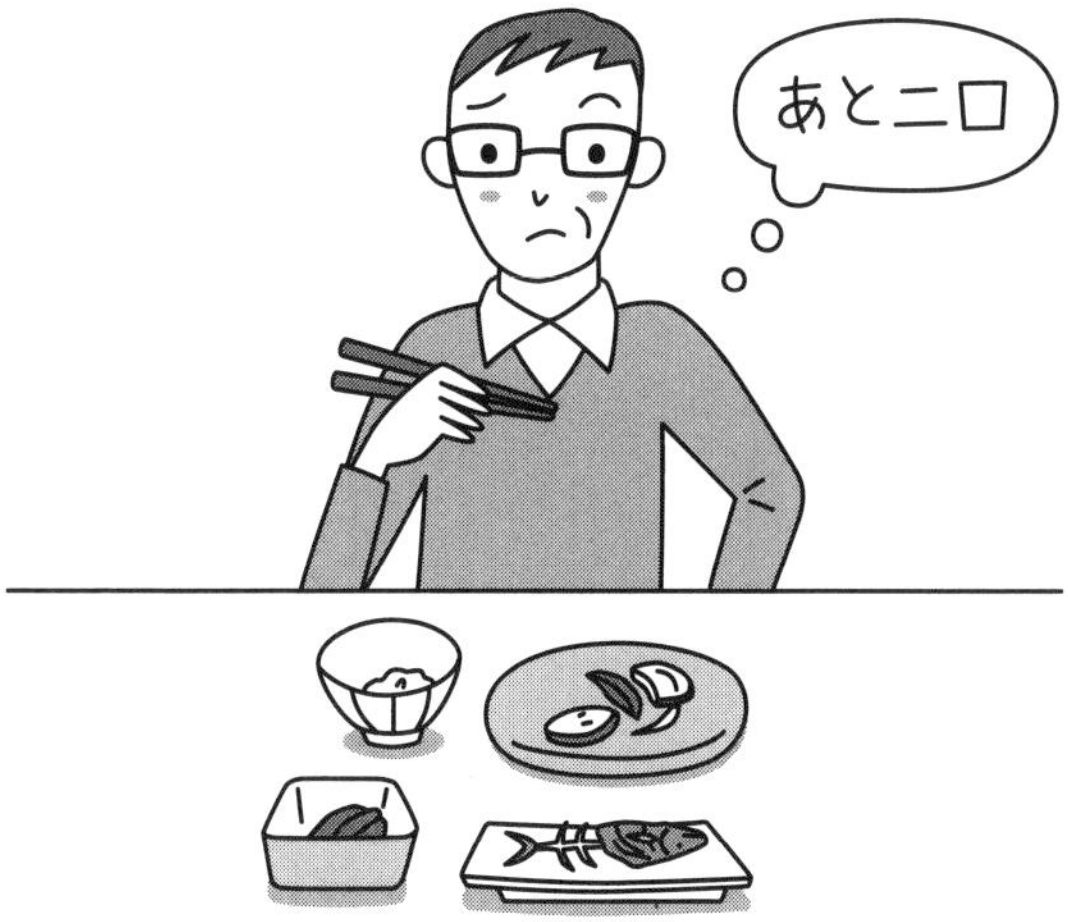

ずに続けることが大事です。

【2】ご飯やおかずをあと二口、食べよう！

高齢になると少食になりがちですが、それでは栄養が足りません。第2章に書いたように、高齢者の新型栄養失調が増えています。3度の食事を食べていても、低栄養になることがあるのです。

これは、食べる量が少ないことや食品の種類が少ないことが原因です。「歳をとったら、そんなに栄養を摂らなくてもいいだろう」と思うのは大きな間違い。高齢になればなるほど、しっかりと栄養を摂る必要があるのです。

そうしなければ、いつの間にか栄養失調に

なり、身体が衰えてしまいます。まずは、3度の食事で、ご飯もおかずも残さずに食べるようにしましょう。「お腹がいっぱい」と思っても、あと二口、食べるだけでいいのです。どうしても食べきれないときは、日に4度に分けて食事をしてもいいと思います。あるいは、間食にホットミルクを飲んだり、プリンやカステラなどのおやつを食べてもいいでしょう。

「あと二口」を合い言葉に食事をするようにしてください。それが元気で長生きする秘訣です。

【3】テレビのCMが始まったら、一度立ってから座る

高齢になると、買い物以外、滅多に出歩かないという人も多くなります。しかし、家に閉じこもってばかりいると、運動不足になってしまいます。運動不足は、即、筋肉量や筋力の低下につながるのです。そうなっては、あっという間にフレイルになってしまいます。フレイルを予防するには、運動が欠かせません。

運動というと、体操や散歩などが思い浮かびますが、いままで何の運動もしてこなかっ

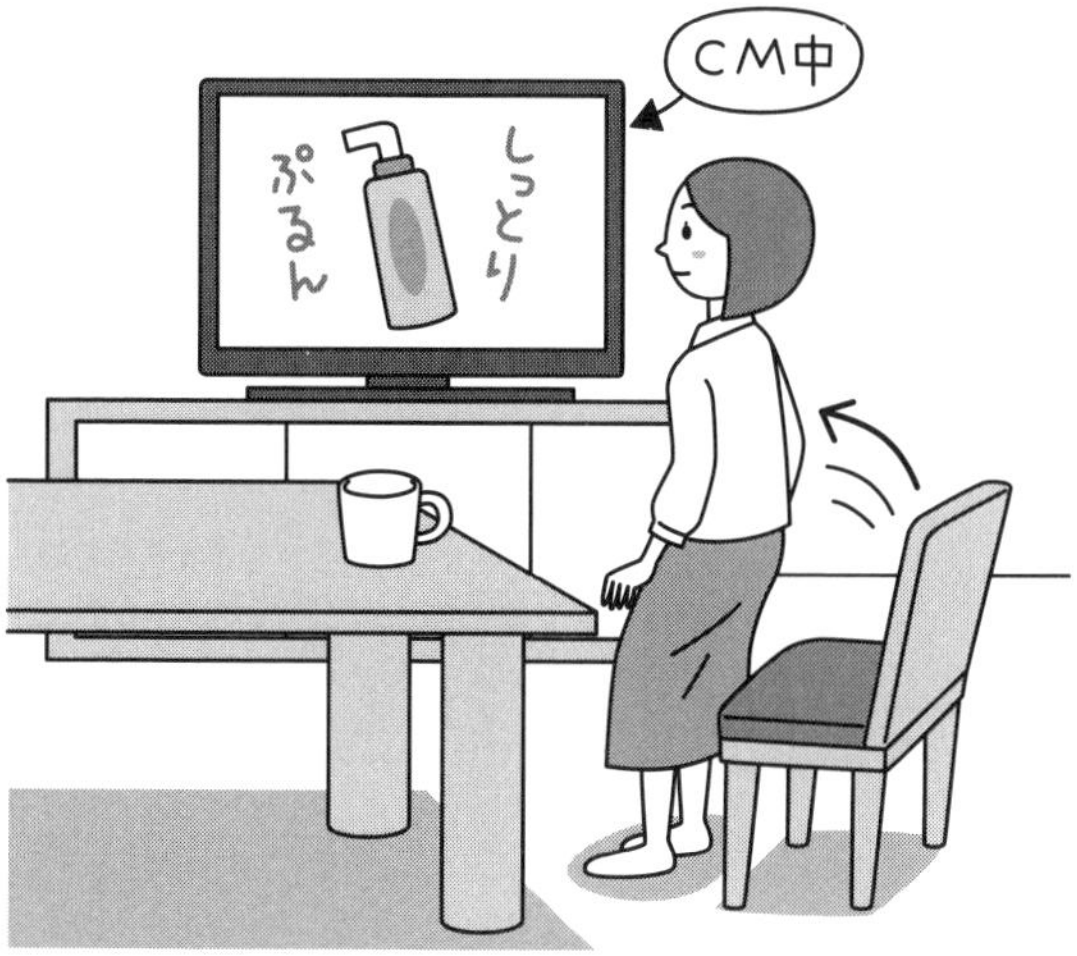

た人にとってはハードルが高過ぎます。

そこで紹介したいのが、いますぐできる運動です。

テレビを観ているとき、CMが始まったら一度立って、そして座ってください。椅子から立ち上がる動作だけでも、脚の筋肉を鍛えることになります。

立ち上がって数歩、歩いてもいいです。それだけでも運動になります。可能なら、CMが流れている間、立ったり座ったりを繰り返しましょう。

日常生活で身体を動かす習慣をつけることが大事なのです。

いかがですか？　これなら毎日、実践できるのではないでしょうか。日常生活に取り入れて、忘れずに実行することが大切です。ぜひ、この3つを毎日の習慣にしてください。

さて、ここからはもっとしっかりフレイル予防をしたい、という方へのおすすめの方法をいくつか紹介していきましょう。つまり中級者から上級者編となります。

口呼吸を鼻呼吸にする「あいうべ体操」

あなたは普段、鼻呼吸をしているでしょうか？　それとも口呼吸でしょうか？

高齢になると口の周りの筋肉が衰えてくるため、口を薄く開けっ放しにしていることが多くなります。すると、いつの間にか口呼吸をするようになり、口のなかが乾燥してしまいます。その結果、口のなかの殺菌や浄化の働きをする唾液も乾燥し、虫歯や歯周病のリスクが高くなってしまうのです。

それでなくても高齢になると唾液の分泌量が減ってきます。口呼吸をしていたら、ますます口のなかが乾燥し、食べ物が飲み込みにくくなったり、口のなかの細菌が増えて口臭がひどくなったり、しゃべりにくくなったりします。口のなかの細菌が間違って気管に入れば、誤嚥性肺炎になる危険性もあります。

口呼吸は顔の形にも大きな影響を与えます。口が開いていると舌が下がり、唇にしまりがなくなるのです。歯並びも悪くなります。いいことは何もありません。

鼻呼吸であれば、鼻毛や粘膜がフィルターの役目をして空気中のばい菌やウイルスを取り除き、きれいな空気を肺に取り込むことができます。インフルエンザなどの感染症にもかかりにくくなります。

鼻呼吸をしている人は、舌が上あごにぴたりとついています。舌が上あごから離れて下に落ちていると、口呼吸になりやすいので注意しましょう。

「そういえば、口呼吸をしていた」「口の筋肉のしまりが悪くなったような気がする」という人は、「あいうべ体操」をやってみてください。自然に鼻で呼吸ができるようになり、口の筋肉を鍛えることもできます。

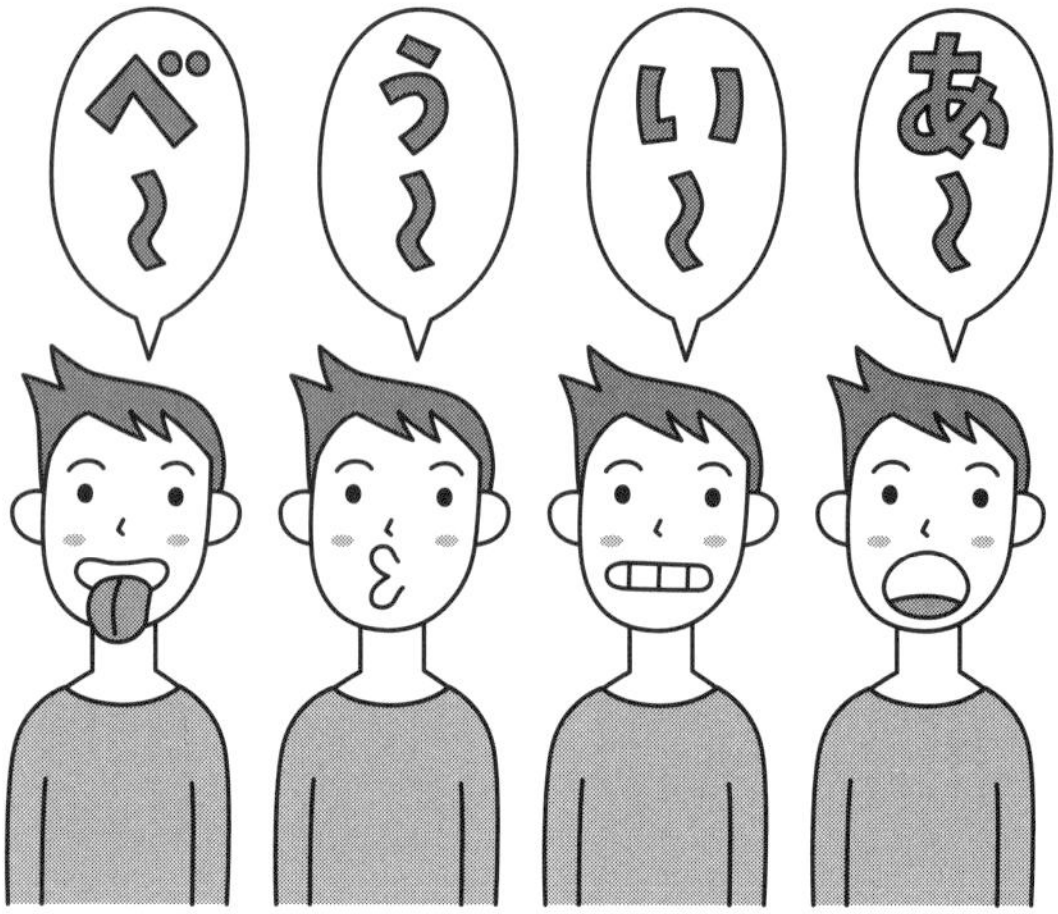

では、次の4つの要領でやってみましょう。声は出しても出さなくてもかまいません。1度に行うのは10回程度で、朝昼晩と1日に3回やります。

1 「あ〜」と唇を大きく開く
2 「い〜」と唇を大きく横に伸ばす
3 「う〜」と唇を強く前に突き出す
4 「べ〜」と舌を出しあごのほうに伸ばす

うまくできましたか？
舌や頬の筋肉に痛みを感じるかもしれませんが、筋肉痛になるくらいが効果的です。
ただし、むせる人や顎関節症の人は無理を

しないでください。「い〜」「う〜」だけを繰り返しましょう。

「あいうべ体操」を習慣にすると、自然と鼻呼吸になるだけでなく、普段、使わない口の周りの筋肉を鍛えることができます。加齢による頬のたるみを改善するなど、美容効果もあるといわれています。女性にとっては一石二鳥の老化防止法といえますね。

むせが気になったら、「パタカラ体操」で口の筋肉を鍛えよう！

スープや味噌汁を飲んでいたら、突然、むせてしまったという経験はないでしょうか？「いつも通り、飲んだだけなのに、どうしたんだろう？」と思うようなことがあったなら、それはオーラルフレイルの始まりかもしれません。

若いときでもこうしたことはありますが、食べ物が喉のほうに送られると咽頭と呼ばれる部分が気管を塞いでくれます。ところが、高齢になると飲み込む力が弱まり、気管に入ってしまい、誤嚥性肺炎になるおそれがあります。

そうならないよう、いまのうちに飲み込むための筋肉を鍛えましょう。次に紹介する「パタカラ体操」は、第3章の「パ・タ・カ」テストを応用したものです。

1「パ」は、唇をしっかりと閉じてから発音するようにします。

「パ、パ、パ」と続けて声を出しましょう。

2「タ」は、舌を上あごにしっかりとつけて発音するようにします。

「タ、タ、タ」と続けて声を出しましょう。

3「カ」は、喉の奥に力を入れて、喉を閉めるように発音します。

「カ、カ、カ」と続けて声を出しましょう。

4「ラ」は、舌を丸め、舌先を上の前歯の裏につけて発音します。

「ラ、ラ、ラ」と続けて声を出しましょう。

5「パタカラ、パタカラ、パタカラ」と続けて発音しましょう。

コツは、はっきりと発音すること。そうすることで筋肉が鍛えられます。早口言葉にト

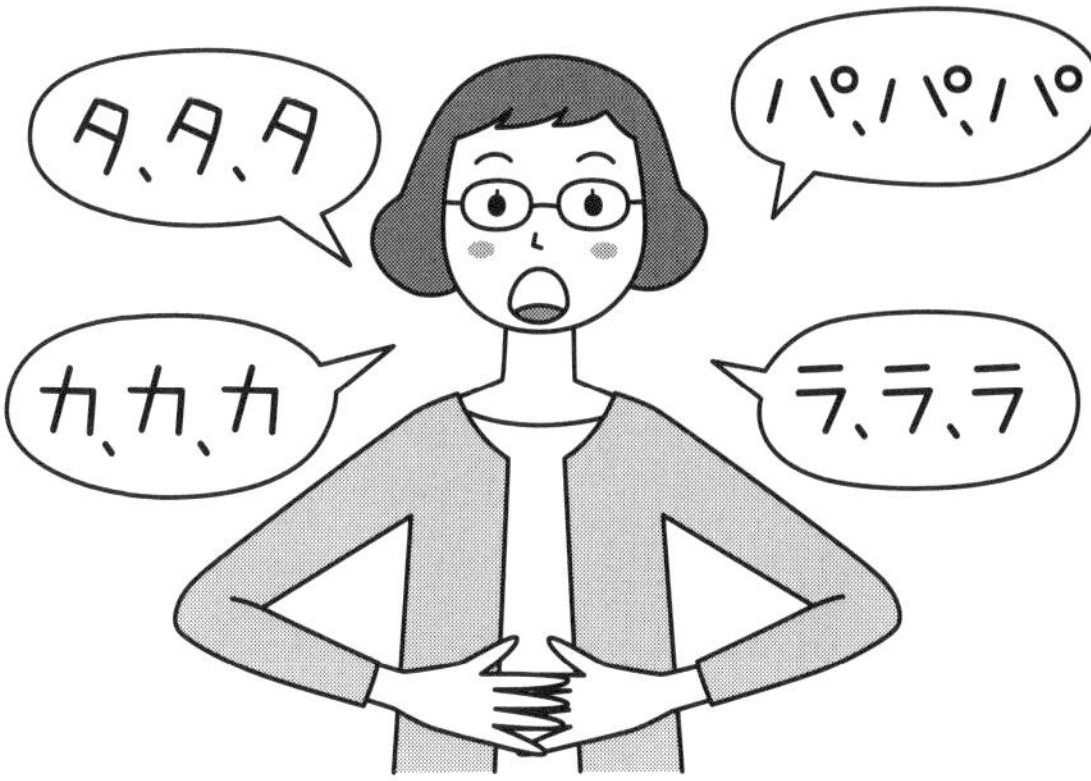

ライするのも同じ効果があります。

たとえば、「隣の客はよく柿食う客だ」とか「生麦、生米、生卵」とか「赤パジャマ、黄パジャマ、茶パジャマ」など、遊び感覚で言葉に出してみましょう。

好きな詩や小説のフレーズを朗読するのもＯＫ。大きな声で歌うのも口の筋トレになります。

「吹きゴマ」をつくって口の筋トレをしよう!

口のトレーニングというと、めんどうだと思う人もいるかもしれませんが、前述の早口言葉のように遊び感覚でやってみると、結構、楽しくトライできます。

たとえば、吹きゴマを折紙で折ってフーフーと吹いて、コマを回す遊びも口の筋肉を鍛えることになります。吹きゴマは図12の要領で折ります。

吹きゴマと同じ効果があるのが「ストロー魚つり」(図13)です。これは紙を魚の形に切って、それをストローで吸うというもの。魚の大きさは大小いろいろ用意します。大きな魚を吸えれば、口の筋肉が衰えていない証拠。吸えなかったら、小さな魚からトライしましょう。

別に魚でなくても大丈夫。適当に紙を切ってストローで吸えばいいのです。それだけで口の筋肉を鍛えることになります。

図12 吹きゴマの折り方

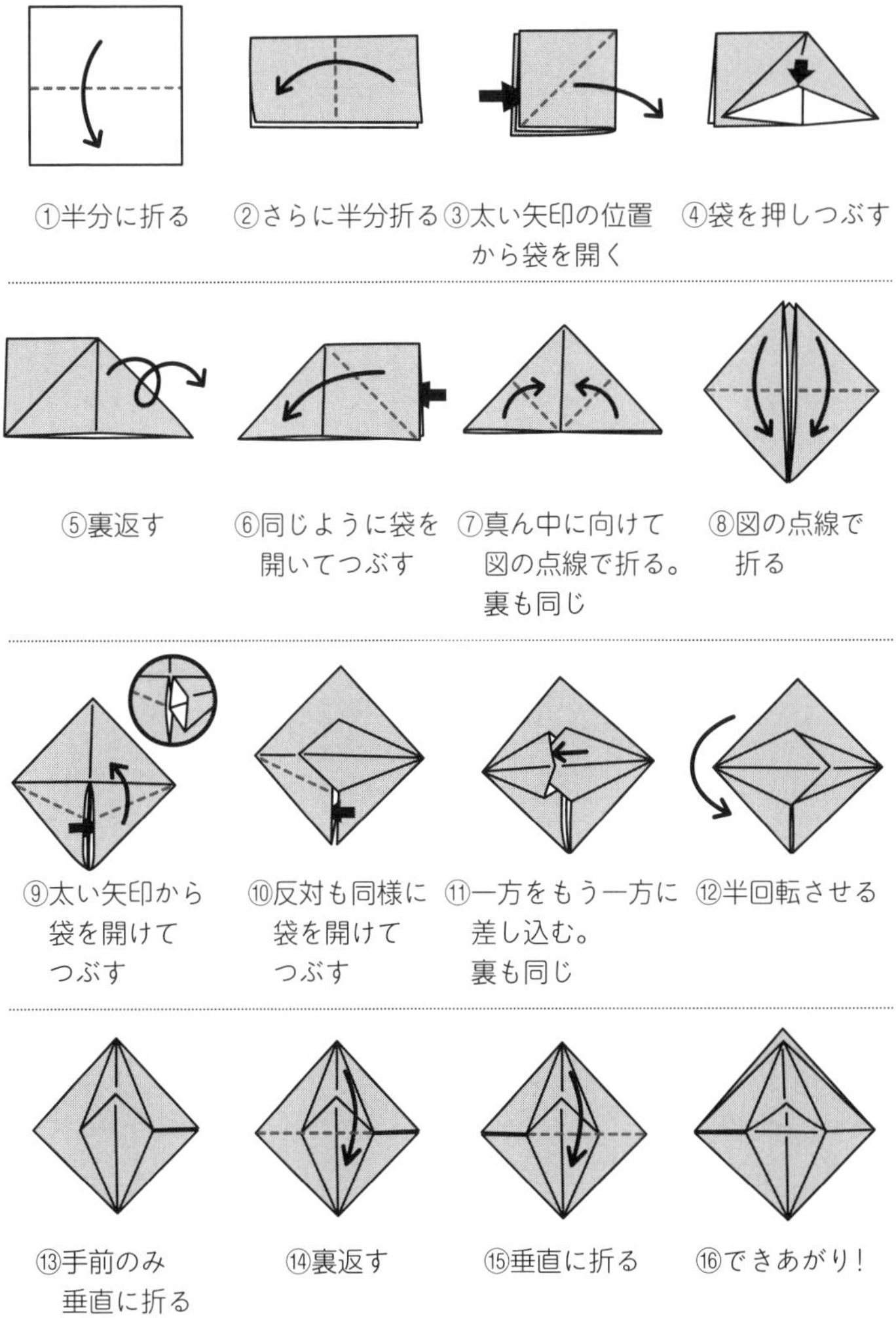
①半分に折る
②さらに半分折る
③太い矢印の位置から袋を開く
④袋を押しつぶす
⑤裏返す
⑥同じように袋を開いてつぶす
⑦真ん中に向けて図の点線で折る。裏も同じ
⑧図の点線で折る
⑨太い矢印から袋を開けてつぶす
⑩反対も同様に袋を開けてつぶす
⑪一方をもう一方に差し込む。裏も同じ
⑫半回転させる
⑬手前のみ垂直に折る
⑭裏返す
⑮垂直に折る
⑯できあがり！

また、「アイスの棒を使った体操」（図14）もおすすめです。アイスキャンディーなどを食べたときに、棒を捨てずに口の筋トレに利用します。要領は次の通りです。

1奥歯を噛み合わせる
2上下の唇にアイスの棒をはさむ
3唇は閉じる
4 5分間、アイスの棒を唇にはさんだままにする

口の筋トレは1回やればいいというものではありません。毎日、食事の前にやるとか、寝る前にやるなど、習慣づけることが大切です。そうすれば、オーラルフレイルを予防でき、寝たきり一歩手前のフレイルを防ぐことができます。

図13 ストロー魚つり

●ストローを使い、息の量を調整して魚をつりあげるゲーム

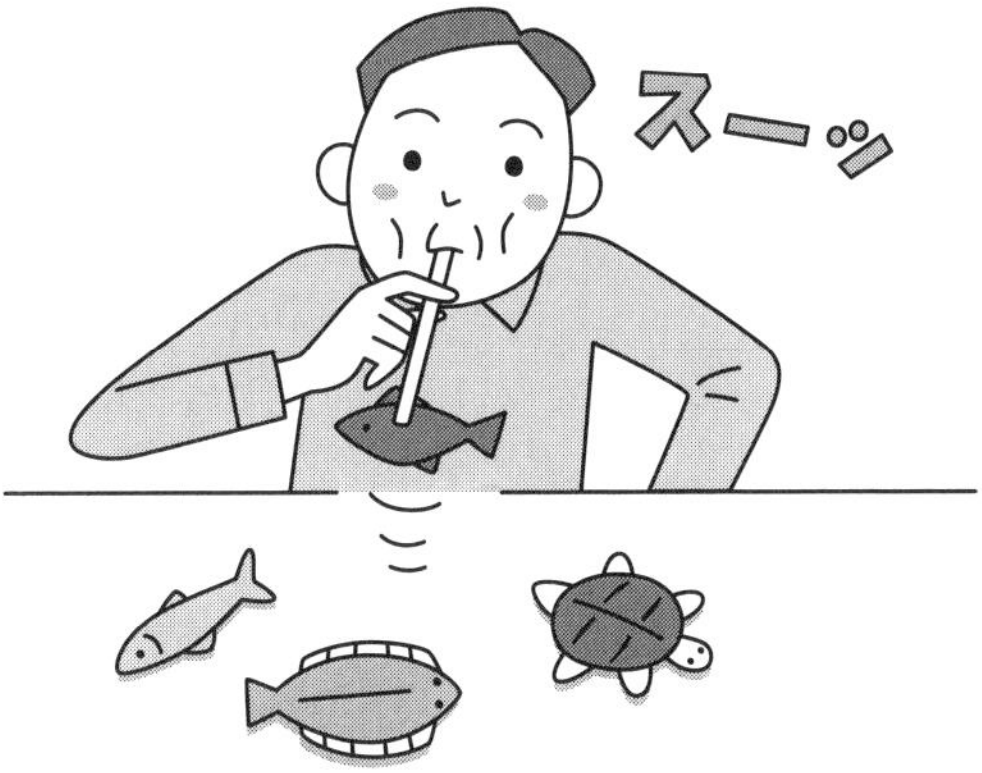

魚の大きさを変えたり、魚の重さを変えたり、裏に点数をつけたりしてもおもしろい。

図14 アイスの棒を使った体操

①奥歯を噛み合わせる
②上下の唇にアイスの棒をはさむ
③唇は閉じる
④5分程度、唇は閉じたままにする

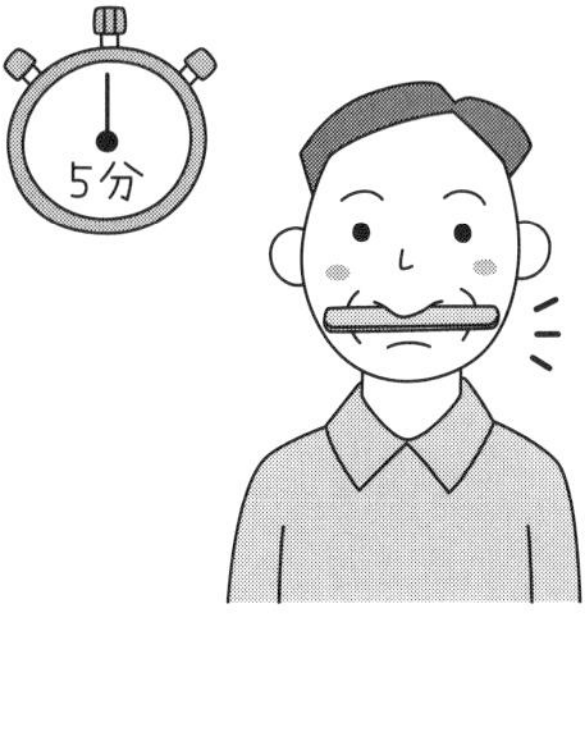

「唾液腺マッサージ」で口のなかの乾燥を防ぐ

早食いをしてむせてしまい、胸を叩いている人を見かけますが、普通に食べているのに食べ物が喉に詰まったりする人は、口のなかが乾燥しているせいかもしれません。唾液は口のなかを清潔にするだけでなく、食べ物の消化をよくする働きもあります。唾液の分泌が減ると口臭もひどくなります。

そんな兆候のある人は、唾液の分泌をよくする「唾液腺マッサージ」をしましょう。唾液腺は耳の下、あごの下、頬の両脇の3カ所にあります（図15）。そこを優しくマッサージすると唾液がたくさん出るようになります。回数は5〜10回。それだけで唾液が分泌され、食べ物が口のなかでまとまり、飲み込みやすくなります。

食事の前にやれば、食べ物が喉に詰まることもなくなるでしょう。これも習慣化することが大切です。

図15 簡単にできる「唾液腺マッサージ」

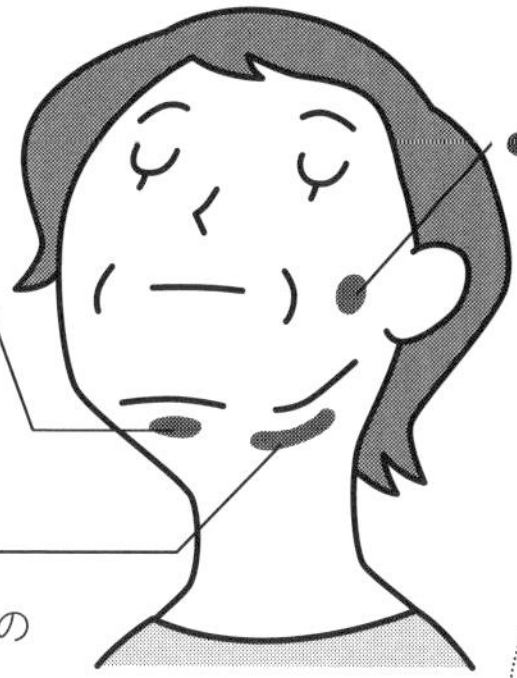

● 舌下腺《ぜっかせん》

あごの先のとがった部分の内側の中央あたり、舌の付け根の部分。

● 耳下腺《じかせん》

耳たぶのやや前方、頬骨の下あたりにある。

● 顎下腺《がっかせん》

耳たぶのやや前方、頬骨の下あたりにある。

食事前に
各5〜10回を
目安に
優しく行う

● 耳下腺《じかせん》マッサージ

両頬に親指以外の4本の指をそろえて当て、奥歯の周囲をグルグル回転させてもみほぐす。

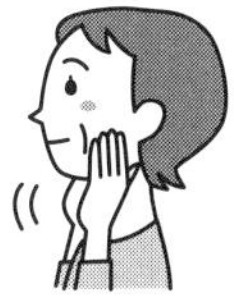

● 顎下腺《がっかせん》マッサージ

耳の下からあごの下にかけて指先で下から柔らかく押し上げていく。

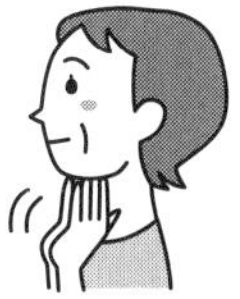

● 舌下腺《ぜっかせん》マッサージ

親指の腹を使い、あごの下側を軽く押すようにマッサージする。

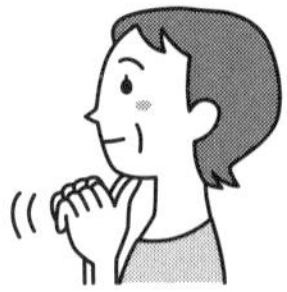

出典：『マンガでわかるオーラルフレイル』主婦の友社

第3章に書いたように、オーラルフレイルをそのままにしておくと、身体的フレイルに移行しやすくなります。柏スタディの4年間の追跡調査でも、オーラルフレイルに該当した人は、そうでない人に比べて、要介護になった割合が2・4倍も高く、死亡する割合も2・09倍も高かったことが報告されています。

毎日を健康に過ごすためには、栄養のあるものをしっかり食べることが大切です。口のなかに問題があっては栄養をきちんと吸収できず、身体が衰えてしまいます。むせたり、飲み込みが悪くなったり、しゃべりにくくなったりしたら、オーラルフレイルになりかけていると自覚しましょう。そこからフレイル予防は始まるのです。

ご飯を食べるなら、胚芽米か玄米を味噌汁と一緒に食べる

高齢になると、柔らかく、簡単に食べられるということでパン食になる人がいます。

しかし、第2章にも書いたように、パンにはリン酸塩が含まれていることがあります。リ

ン酸塩はミネラルと結びついて、ミネラルを体外に排出してしまいます。パンを食べるなら、リン酸塩を添加していないものを選びましょう。

パンもたまに食べる分にはいいでしょうが、精白米とパンを比べると、精白米のアミノ酸スコアが約60なのに対して、パンのアミノ酸スコアは約40と、精白米のほうが勝っています。

肉や牛乳のアミノ酸スコアは100なので、それよりは劣りますが、味噌汁と一緒に摂れば、不足する必須アミノ酸を補うことができます。味噌の原料となる大豆のアミノ酸スコアは約90近くあるので、アミノ酸スコアがアップするのです。

日本の伝統食であるご飯と味噌汁の組み合わせは、栄養的に見ても理想的といえるでしょう。これに納豆や焼き魚、肉料理、野菜のおひたしなどを組み合わせれば、満足のいく食事になります。おかずをつくるのがめんどうなら、残り物の野菜を入れて具だくさんの味噌汁にして、最後に卵を割り入れましょう。タンパク質やビタミン、ミネラルをバランスよく摂ることができます。

ベトナム戦争が激しかった頃、アメリカと闘っていたベトナム人はライスボールをもってジャングルを逃げ回っていました。アメリカ軍は「ライスだけでは栄養不足で、いずれ餓死するだろう」と思ったようですが、そうはなりませんでした。パン食が中心だったアメリカ人は、ご飯の栄養価の高さを知らなかったのですね。

ただし、白い米は栄養のある部分を削っていますから、胚芽米にするか、玄米にするといいでしょう。胚芽米なら、それほど硬くなくおいしく食べられると思います。

伝統的な和食に肉を加えて、タンパク質不足を補おう！

日本は、世界一の長寿国です（２０１８年現在）。そのことは海外からも注目されていますが、その要因として日本ならではの和食が挙げられています。主食である米はパンの材料となる小麦より栄養価が高く、主菜や副菜などと一緒に食べることで栄養バランスのいい食事になります。そのことが健康を維持させ、長寿につながっていると考えられているのです。

アメリカの保健福祉省は、アメリカ人に肥満が多いのは、脂質を摂り過ぎているからだとしています。アメリカ人の食事に比べて、日本人の食事がカロリーオーバーにならないのには、食事内容のほかにも理由があります。それは食べ方のスタイルを見ればわかります。

和食はご飯、味噌汁、魚料理や肉料理、野菜の小鉢と、一人ひとりのお皿に取り分けられています。最初から1人分の食事の量が決まっているのです。おかずの量に合わせて、ご飯とおかずを交互に食べていきます。

それに対して、外国では大きなお皿におかずが盛られていて、自分のお皿に好きなだけ取り分けて食べます。そのため、つい取り過ぎてしまい、カロリーオーバーになってしまうのです。

最近では、日本人の食卓でも大皿におかずを盛ることが増えてきているようですが、それでもすべての料理が大皿で出てくるわけではありません。小鉢に冷奴やおひたしが盛られているのではないでしょうか。こうした食事のスタイルの違いが食べ過ぎを抑えることにつながっていると思います。

しかし、和食とひと言でいっても時代によって内容が変わっています。昭和初期ぐらいまでの日本ではご飯と味噌汁、漬物が基本でした。これに焼き魚がつけば、ごちそうです。こうした食事を伝統的な和食というのだと思いますが、これではタンパク質と脂質が足りません。

いまどき、こんな粗食の人は少ないと思いますが、高齢になると少食でいいという人がいます。しかし、これまで書いてきたように、高齢だからこそタンパク質の豊富な食事が必要なのです。

良質なタンパク質である肉の多い洋風化された和食が、高齢者には適しているといえるでしょう。肉や魚、野菜、海藻、果物などをバランスよく食することがフレイルを予防することにつながるのです。

高齢者に不足しがちなタンパク質の上手な摂り方

高齢になると油っぽいものを避けがちで、タンパク質が不足してしまいます。タンパク質は筋肉をつくるのに必要な栄養素で、不足するとフレイルになるリスクが高くなります。しかも、タンパク質は体内に蓄えることができないので、毎食、食べる必要があります。かといって、3食とも肉や魚を使った料理をつくるのは大変です。手軽にタンパク質を摂るにはどうしたらいいのでしょうか？

まず、主食である炭水化物は必ず食べましょう。炭水化物を摂らない糖質制限ダイエットが流行り、パンやご飯を食べない人がいますが、よほど太っている人を除き、高齢者の場合、ダイエットする必要はありません。

それに、糖質制限を長期間、続けていると、インスリンを分泌する膵臓が小さくなり、最終的に糖尿病になってしまうというデータもあります。炭水化物を摂らないと、命を縮めることになってしまうのです。

肥満が気になるという人は、玄米や雑穀入りのご飯にすると糖質を抑えることができます。

ご飯1膳（150g）には約4g、食パン6枚切り1枚（60g）には約6gのタンパク質が含まれています。わずかではありますが、タンパク質の補給になります。

和食党の人は、ご飯に納豆をかけたり、卵かけご飯にすれば、タンパク質が摂れます。納豆1パックにはタンパク質が約8g含まれ、ビタミンB_6・B_2やカリウム、マグネシウム、鉄分などのミネラルも含まれています。また、卵1個にはタンパク質が約7g含まれているだけでなく、食物繊維とビタミンC以外のすべての栄養素が含まれています。

しかも、うれしいことに、卵も納豆（大豆）もアミノ酸スコアが100あり、とても良質なタンパク質なのです。

パン党の人は、栄養豊富な卵を使い、スクランブルエッグやゆで卵、卵焼きなどにすれば、タンパク質が摂れます。サラダにハムを使ったり、個包装のプロセスチーズを添えてもいいでしょう。ヨーグルトにもタンパク質は含まれています。デザートとして食べてみてはいかがでしょう。

とにかく「火を使って料理をするのはめんどう」という人には、とっておきの方法があります。それがツナ缶やサバ缶、イワシの蒲焼き缶、やきとり缶などの缶詰を利用した食事です。これなら火を使わなくても、缶詰を開けるだけでおかずになります。

サバ缶には味噌味の缶詰もありますが、できれば水煮のものを選んでください。味噌味の缶詰には、糖分が多く含まれているので、あまりおすすめしません。

水煮のサバ缶はマヨネーズで味付けしましょう。マヨネーズの原料は新鮮な卵ですから、さらにタンパク質が摂れることになります。

ツナ缶は、レタスやキュウリ、トマトなどのサラダにトッピングするだけでＯＫ。野菜のビタミンやミネラルも同時に摂れ、一石二鳥です。

もちろん、デパートやスーパーなどの総菜を利用するのもいいと思います。外で買って家で食べることを「中食」といいますが、いまは総菜も充実していますから、中食でも十分に満足のいく食事をすることができます。鶏の唐揚げややきとり、焼き魚、ハンバーグなど、タンパク質の豊富なものを選ぶといいでしょう。

1回の食事で十分なタンパク質を摂れなかったときには、10時や3時のおやつに栄養のあるものを少し食べるといいでしょう。牛乳で溶いたココアや豆乳を飲んだり、卵が原料のカステラやプリン、乳製品が豊富なチーズケーキやアイスクリームなどがおすすめです。くれぐれもポテトチップスなどの脂質の多いものは避けてくださいね。

少食の人は「栄養素密度」を高める食べ方がいい

食欲がなく、少食だという人は、まず病気がないかどうかを調べてみましょう。何らかの病気があるのであれば、その治療をすることが先決です。内科的な病気ではなく、うつ病など精神的な病気の場合もあります。

そうした病気がなく、なんとなく食欲がないという場合は、食事の内容を見直してみましょう。

たとえば、カロリーが同じでも、漬物にご飯が3杯という食事と、おかず3品にご飯が茶碗に半分という場合を比べると、栄養素の中身がまったく違います。どちらが「栄養素密度」が高いかといえば、後者になります。

主食を少なく、タンパク質やビタミン、ミネラルなど、さまざまな栄養素を含んだ主菜や副菜にすれば、栄養素密度を高めることになります。食欲がないからといって、お茶漬けやそうめんだけの食事では栄養素密度が低くなり、健康を維持することができなくなります。

少食の人は、栄養素密度の高い食事を心がけるといいでしょう。ご飯は少なめに、おかずを多くするということです。

これは高齢者だけでなく、子どもから中高年まで全世代の人に有効な食べ方だといえます。栄養素密度が高くてもカロリーは増えませんから、太り過ぎを気にしている人にもぴったり。白いご飯ばかり食べるのは太るもとです。

かといって、肉だけでも栄養が偏るし、野菜だけでも栄養が足りなくなります。バラエティに富んだ栄養素密度の高い食事を心がけましょう。

低栄養が疑われる人はサプリメントを利用してもＯＫ

健康に問題がなければ、普段の食事で栄養を摂ることがベストですが、低栄養が疑われるときは、サプリメントの利用で栄養不足を補うことができます。

たとえば、ＢＭＩが20未満になったり、病気ではないのに体重が半年で２kgも減ったりしたときは栄養不足が疑われます。そういうときは、タンパク質やビタミン・ミネラルなどの栄養補助食品やサプリメントを利用するといいでしょう。

タンパク質の補給には、ロイシンなどの必須アミノ酸を配合したものや乳製品などの乳タンパクを含むものがおすすめです。ビタミンは単一なものではなく、複数のビタミンを配合したマルチビタミンが効果的。ビタミンＣは１日に１００㎎が目安になります。

とはいえ、巷には健康食品やサプリメントの情報が氾濫し、必要ではないものに手を出してしまう人も多くいます。健康にいいと謳われていても、必要以上に体内に取り入れれば害になるおそれもあります。

たとえば、ビタミンには、水に溶けやすい水溶性ビタミンと油脂に溶けやすい脂溶性ビタミンがありますが、脂溶性ビタミンを多く摂取すると過剰症になることがあります。ビタミンＡでは、食欲不振、悪心、嘔吐、脱毛、発疹など、ビタミンＤでは食欲不振、頭痛、口渇など、ビタミンＫでは下痢、悪心、嘔吐などの症状が出ることがあります。

水溶性ビタミンは、多めに摂っても尿や便に混ざって排出されるといわれますが、大量に摂取すると問題が出てくることがあります。

ＥＰＡやＤＨＡのサプリメントは、動脈硬化や脳梗塞、心筋梗塞の予防に効果があるとされ、中高年以上の人に人気がありますが、やはり摂り過ぎには注意が必要です。血液がサラサラになり過ぎて、脳出血などを起こすおそれがあるからです。

サプリメントに頼るよりは、魚を食べて適量のＥＰＡやＤＨＡを摂ったほうがリスクは少なくなります。魚にはタンパク質や鉄などの栄養素も含まれています。単一の栄養素だけが含まれているサプリメントに比べて食材として食べたほうが、さまざまな栄養素が相互に作用し合い、健康を維持できるといえます。

病気などで栄養補給が必要な人以外は、普段の食事から栄養を摂るのが理想的です。バランスのいい食事を摂るようにしましょう。

「日本フレイルケア普及医学会」では、どんな栄養素が足りていないのかを調べるのに、人体が発する微弱な電流をキャッチする測定器を利用しています。これによりビタミンやミネラルなどの栄養素の過不足がわかります。心臓系などの健康に関するチェック項目が１６０もあり、内科や歯科の先生方にも使っていただき、患者さんとのコミュニケーション・ツールともなっています。

楽しく食べることが低栄養を防ぐことになる

第4章で「孤食」について書きましたが、1人で食事をすると味気なく、食欲もわきません。とくに夫婦のうち、片方の配偶者が亡くなったりすると、気落ちしてしまい、食欲が減退します。こうして少食になると栄養不足になりかねません。

食事をするなら、1人より2人、2人より3人と友人を誘って楽しく食べるようにしましょう。楽しい雰囲気で食事をすると、いつもより食欲もわき、おいしく食べられます。

女性同士なら、料理を持ち寄って食べるという手もあります。そうすれば、普段、自分がつくらないような料理を食べることができ、栄養素の種類も増えます。おしゃべりしながら食べると、いつの間にか、普段より多く食べていることもあります。

地域によっては、高齢者を対象とした食事会を催しているところもあります。こうした機会を利用して楽しく食べるようにしましょう。知り合いも増え、交流の輪も広がります。
そうすれば、社会的フレイルになる心配もなくなるでしょう。

運動だけより「栄養＋運動」で筋力がアップする

第1章に出てきた「指輪っかテスト」で、ふくらはぎにすき間ができる人は、筋肉量が少なくなっているサルコペニアの可能性があります。筋肉を維持・向上するためには運動が大切ですが、運動だけしていればいいというわけではありません。栄養を摂りながら運動をすることで、効果的に筋力がアップするのです。

それを明らかにした報告があるので、紹介しましょう。

東京都健康長寿医療センター研究所が各種メーカーとの共同研究で、アミノ酸をサプリメントとして補うと筋肉量や筋力にどのような影響があるかを調べたのです。協力したのは、高齢者向けの検診を受け、サルコペニアと診断された人155人で、「運動＋サプリメント（アミノ酸）」「運動のみ」「サプリメント（アミノ酸）のみ」「健康教育」の4つのグループに分かれ、3カ月間の追跡調査が行われました。

運動は週2回、1回60分。サプリメントはロイシン42％配合のアミノ酸3㎎を1日2回飲んでもらいました。健康教育は健康についての話を聞くというものです。

その結果、4つのグループのうち、筋肉量の増加にもっとも効果があったのは「運動＋サプリメント」のグループでした。次いで「運動のみ」「サプリメントのみ」のグループが続き、「健康教育」のグループでは筋肉量は増えませんでした。

筋力の指標として膝伸展力（測定器の座面に膝を90度になるように座り、膝を伸ばす動きをしたときの大腿四頭筋の筋力を計るもの）の変化も調査したところ、3カ月後の膝伸展力は「運動＋サプリメント」のグループがもっとも高くなり、「運動のみ」でもある程度の向上が確認されました。

それに対して「サプリメントのみ」のグループでは筋力はアップせず、「健康教育」のグループは3カ月後には筋力が低下していました。

このことから必須アミノ酸を含むサプリメントを飲みながら運動をすると、筋肉量と筋力が高まることがわかったのです。運動のみでも筋力は高まりますが、サプリメントと運動を併用したグループには及びませんでした。

運動はしないよりはしたほうがいいですが、どうせなら栄養にも気をつけて運動を取り入れると、より効果的だということになります。

「タンパク質＋微量栄養素」で筋肉量が増加する

高齢になると、若い人に比べて筋肉がつきにくくなります。老化により体内での筋タンパク質の合成量が減ってしまうのです。その分、若い人より多くタンパク質を摂る必要があります。

こうした筋タンパク質の合成反応が低下することを「タンパク質同化抵抗性」（60ページ参照）といいますが、これを改善させるのに微量栄養素が有効だとされています。微量栄養素とは、ビタミンやミネラルなどのことです。

そこで、その真偽を確かめるために、東京都健康長寿医療センター研究所がメーカーと協力して共同研究を行いました。都内に住む65～80歳の高齢者で、普段、運動習慣のない人たちを対象に、「運動＋栄養」と「運動のみ」の2グループに分け、実験を開始。栄養摂取については、タンパク質を多く含むミルクと微量栄養素を含むドリンクを飲んでもらいました。微量栄養素のドリンクには、ビタミンD、ビタミンE、ビタミンB_{12}、葉酸、亜鉛などが含まれています。

3カ月間、朝食時に微量栄養素のドリンクを飲んでもらい、昼食時にタンパク質強化ミルクを飲んでもらいました。運動は研究所に来てもらい、柔軟体操、タオルを使った上肢の運動、うつぶせ状態での体幹トレーニングなどを週2回各1時間、やってもらいました。そのほか、歩数計を配ってウォーキングもしてもらったのです。

その結果、「運動＋栄養」「運動のみ」グループともに筋力がアップし、最大歩行速度が上昇、椅子の立ち上がり時間も30秒減少し、立ち上がり回数も5回増えていました。

一方、筋肉量に関しては「運動＋栄養」グループのほうが増加していたのに対して、「運動のみ」グループでは全身の筋肉量が大きく減っていたのです。

微量栄養素との関係を調べると、ビタミンB12、葉酸、ビタミンDなどの血中濃度の高い人ほど、筋肉量が増えていることがわかりました。

このことから筋肉量や筋力が低下するサルコペニアやフレイルを防ぐためには、運動をすること、その際にはタンパク質をしっかりと摂ることが大事だということがわかったのです。加えて、ビタミンやミネラルなどの微量栄養素を摂ることで、タンパク質が体内で効率よく作用し、筋肉量のアップにつながることもわかりました。

この研究では栄養補助食品を使いましたが、普段の食生活でバランスの取れた食事をしていれば、タンパク質やビタミン・ミネラルは摂ることができます。食事で補えない場合には、サプリメントや栄養補助食品を取り入れるといいでしょう。

「+10（プラステン）」いまより10分多く身体を動かそう！

厚生労働省では「健康づくりのための身体活動指針」に定められた基準を達成するため

にアクティブガイドを作成。「+10（プラステン）：いまより10分多く身体を動かそう」を合い言葉に、現状より10分多く身体を動かすことを推奨しています。

目標は、18～64歳で60分、65歳以上は40分、身体を動かすというものです。運動としては、次のようなものを想定しています。

- 朝……散歩、ジョギング、ラジオ体操、庭の手入れ
- 通勤時……早歩き、自転車通勤
- 午前の仕事中……こまめに動く、階段を使う、遠くのトイレを使う
- 午前の家事……キビキビと掃除や洗濯、家事の合間に「ながら体操」
- ランチ……散歩、食事に出かける
- 家事の合間……テレビを見ながら筋トレやストレッチ、友達とお出かけ
- 午後の仕事中……遠くのトイレを使う、軽い体操をする
- 午後の家事……歩いて買い物、子どもや孫の送り迎え
- 帰宅時……歩幅を広くする、階段を使う

●夜……ウォーキング、運動施設に通う、テレビを見ながら筋トレやストレッチ

これらをすべてやる必要はありません。できるところからトライしましょう。運動をする習慣がつけば、もっと身体を動かしたくなります。継続することが大事です。

あとがき

私は歯科医として日々の診療に従事するほか、「日本フレイルケア普及医学会」の理事長として、「フレイルケア普及指導士®」の認定講習会を開催し、その養成に力を入れています。「フレイルケア普及指導士®」とは、フレイルを予防するために職場や家庭で適切に指導できる資格のことです。

いまや日本人の平均寿命は過去最高を更新し、男性81・25歳、女性87・32歳となっています。長寿であることは喜ばしいことではありますが、寝たきりで長生きするのは、本人にとっても不本意なことではないでしょうか。どうせなら元気で長生きしたいものです。

いま、日本では健康寿命を延ばそうという考え方が一般的になっています。健康寿命とは、人の助けを借りずに起床から衣服の着脱、食事、入浴に至るまで1人ででき、健康な日常生活を送れる期間のことをいいます。寝たきりになる期間をできるだけ短くし、元気に動ける期間を延ばそうというわけです。

そのためにはフレイルにならないようにすることが大切です。本文にも書きましたが、フレイルとは、健康な状態と寝たきりの状態の中間の状態のことです。そのまま何もしなければ、早晩、寝たきりになってしまいます。

しかし、フレイルは努力次第で予防できることがわかっています。口腔ケアをおろそかにせず、タンパク質をしっかり摂り、ビタミン、ミネラルを補えば、全身の筋肉量や筋力を維持することはできます。もちろん、そのためには運動も大切です。

「もう歳だから」と諦めたりせず、興味のあることにトライし、友人を誘って映画館や美術館などに行きましょう。１人で閉じこもることはフレイルの始まりです。

たとえ、フレイルになったとしても、その前の段階であるプレフレイルに戻ることは、そう難しいことではありません。「指輪っかテスト」で筋肉の衰えを感じた時点で、日々の生活を見直せばいいのです。

逆に、この時点で生活の改善をせず、サルコペニア、ロコモティブ症候群に進んでしまうと、その前の段階に戻るのは難しくなります。

フレイル、プレフレイルのときに、きちんとケアすることがとても大事なのです。寝たきりになってから、自立した生活に戻ろうと思ってもハードルが高くなり過ぎます。気づいたときに食生活や運動などを見直しましょう。そうすれば、自立した生活を長く続けることができるようになります。

シニア世代のみなさまはもちろん、高齢の親を持つ方々にも役に立つ本を目指しました。この本を通して、元気で長生きできる人が増え、みなさまが「健好快寿®」の人生を歩めることになれば、大変うれしく思います。

最後まで本書をお読みいただき、どうもありがとうございました。

２０１９年10月

一般社団法人日本フレイルケア普及医学会　理事長　上田倫生

【参考文献】
飯島勝矢『東大が調べてわかった衰えない人の生活習慣』
KADOKAWA、2018年

新開省二『60歳を超えたら「やせるな危険」』PHP研究所、2019年

森惟明・梶川咸子・梶川博
『活力低下を感じていませんか？ 知っておきたい高齢者のフレイル』
幻冬舎メディアコンサルティング、2016年

東京都健康長寿医療センター研究所・健康長寿新ガイドライン策定委員会
『健康長寿新ガイドライン エビデンスブック』東京都健康長寿医療センター、
2017年

寝《ね》たきりになりたくないなら
「ぽっちゃり」がちょうどいい

2019年12月10日　初版第1刷

著者　上田倫生《うえだみちお》

発行者　坂本桂一

発行所　現代書林
〒162-0053　東京都新宿区原町3-61 桂ビル
TEL／代表　03 (3205) 8384
振替　00140-7-42905
http://www.gendaishorin.co.jp

カバーデザイン　西垂水 敦、市川さつき (krran)
カバーイラスト　くにともゆかり
本文デザイン　神山章乃、大山真葵、武田理沙 (ごぼうデザイン事務所)
本文イラスト　よしだみぽ

印刷・製本　(株) シナノパブリッシングプレス
乱丁・落丁本はお取り替えいたします。

定価はカバーに
表示してあります。

本書の無断複写は著作権法上での例外を除き禁じられています。購入者以外の第三者による本書のいかなる電子複製も一切認められておりません。

ISBN978-4-7745-1826-8　C0047